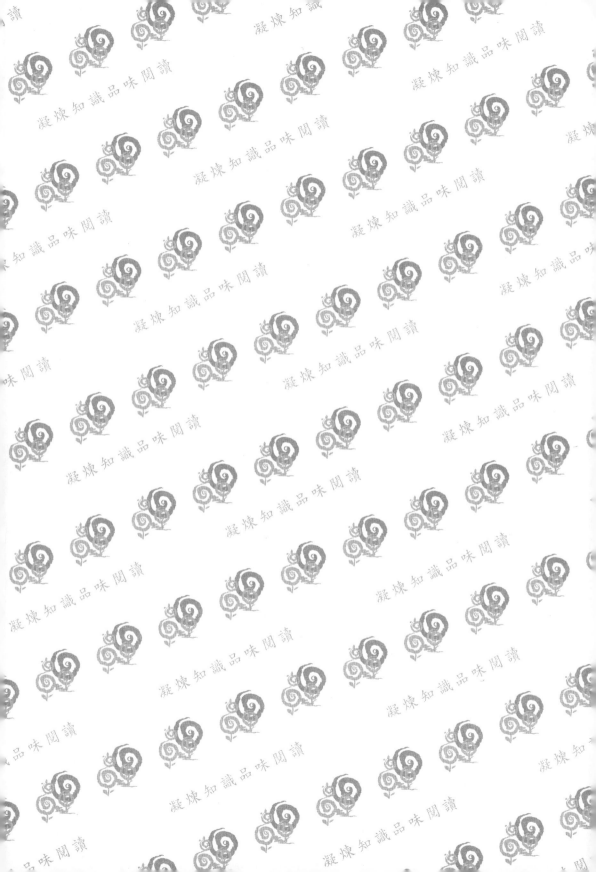

Nursing & Humanities
護理與人文
教師發展與課程設計

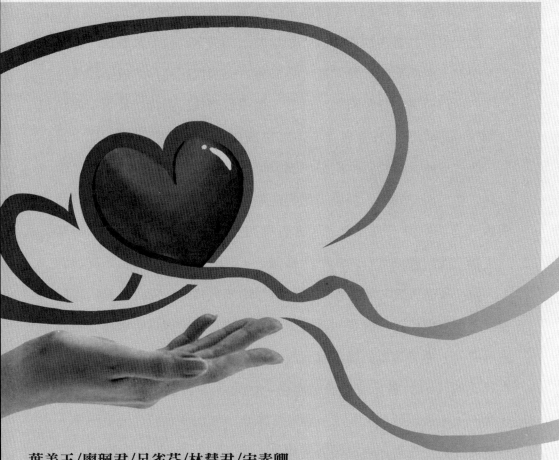

葉美玉/廖珮君/呂雀芬/林慧君/宋素卿
羅文賜/吳淑美/江衍良/李惠玲　　著

五南圖書出版公司 印行

十年磨一劍，彰顯護理魂

本人很榮幸獲邀為慈濟科大葉美玉院長所著《護理與人文－教師發展與課程設計》一書為序，同時分享她與同儕們在十年中的自身體驗、知識沉澱，與為提升護理師生的人文素養所做的貢獻。

護理專業教育由西方傳入，是以助人為導向的科學與藝術，職場中需面對生老病死的複雜問題，是高壓力與高情緒充斥的就業環境，工作內涵除需秉持科學精神（真），遵照醫囑操作臨床技能，還需包含關懷同理的態度（善與美），提供衛生指導、撫慰情緒、提供希望、改變思維、矯正行為與醫療團隊協調合作等獨立功能，只有具備成熟人格、廣泛知識、關懷本質與純熟技能者方能勝任。然因臺灣護理教育學制複雜，包含大學、五專與四技。以專科為例，國中畢業學生接受護理養成教育的入學門檻偏低，若教師只以專業科學知識為主，致使學生人文知識普遍不足，難以由多元角度、深入觀點與宏觀視野，深刻領略護理專業的真善美境界，執業時，僅以疾病與醫療處置為導向，過於著重知識記憶與技能操作，在功利主義的驅策下，使護理人的「心」與「魂」未被激勵及活化，使自己成為「匠」而非「師」，除難以鞭策自我成長與堅守承諾，無法體會自我成就感與人生價值，更成為護理專業發展遲滯之主因。

　　人文教育可追溯至先秦時代的六藝教育，西方則爲古希臘時期的博雅教育。人文知識若能落實於生活、學業與工作中，有助於人格形塑、品格培養和潛力開發。人文教育一旦能被重視，得以健全學生的人格結構與社會處世之道，使其擁有獨立思考、應用科學與文學等知識，之後再融入專業知識，將可成爲擁有韌性的專業人，同時處理職場困境與生活逆境。誠如法國知名作家羅曼・羅蘭所言：「沒有偉大的品格，就沒有偉大的人，甚至也沒有偉大的藝術家與偉大的行動者。」因此，強化人文教育已成爲今日奠基高等教育與品德教育之全球共識。惜國內護理專業教育者尚未全面覺醒與體會，在護理養成教育中未能強化人文教育扎根，由生活素養、生涯發展、生活反思及生命價值等層面輔導學生健全人格發展，形成今日社會的暴力、虛浮與功利主義盛行，成爲教育中之嚴重缺失。

　　本書藉由資深老師們多年的教學與研究實證，將人生體驗與人文教育中許多珍貴的元素，藉由多元的教學技巧與創新策略，以敘事法書寫教案，在思辯、分析、比較、整合、應用與推論下，使知識與生活結合，發揮知行合一之效，期能在潛移默化與師生互動中，將以上元素植入未來護理人的心中，一旦能體會生命歷程中助人之美，必能成爲屹立不搖的基石，在職場中發揮專業功能，進而凝聚成貴重的「護理魂」。

　　本書顯示，人文教育猶如土壤，能讓專業知識如種子般在其中萌芽與成長，進而將知識與生活連結，形成大樹。護理人爲國家重要資

產，培養過程需奠基於人格成熟與縝密思維，強化知識吸收、整合、應用與推演能力，方能展現護理人的智慧，護理人若忽視人文教育，無疑是捨本逐末。期盼此書能成為校園中師生必讀之作，為現今護理教育帶來清流，展現教育革新的力量。

李選

教授、考試委員

2017.9.18

一本值得細看的書

當葉美玉教授希望我為她出版的新書，寫出自己的看法時，我一直很猶豫。

這種猶豫，主要來自自己才疏學淺，難堪大任。另一個因素，則是隔行如隔山，可能曲解而辜負了老同事的原意。直到看完原稿後，才嘗試寫出個人的一些感想，提供讀者參考。

首先，我必須承認，這是我第一次看到如此完整的教育設計描述。尤其，它透過科技部的研究計畫補助，由如此多的優秀護理、通識教育老師共同合力完成。這在各擁山頭的學術界，並不多見。也可看出主持人的卓越協調能力和所有參與老師對護理教育的熱誠。

我想首先談一下，我所看到的葉美玉教授。我和葉教授同事，是從1977年在臺北市立療養院開始。在葉英堃院長的領導下，她受過嚴格的傳統精神科護理訓練。1987年我換到長庚工作，她是創立精神科病房時的首任護理長。是一位對護理充滿理想、熱忱，難得的同事。我常開玩笑對同仁說，葉護理長是一位「媽媽」型的護理長。對護士們的教導、要求，嚴厲卻不失關懷；對病人的照顧，則是幾近全包。在我12年的主任任期中，長庚精神科未曾出現過重大的醫療疏失，在醫學中心中，難能可貴。也可以看出她的全心投入和卓越的

能力。

　　在護理長的繁重工作中，她仍不忘進修。以在職進修方式，完成了長庚護研所的碩士學位。升任督導後，為了在護理研究上能進一步自我突破，換至桃園療養院擔任督導，並在莊明敏院長（原北市療副院長）的鼓勵下，再次以在職進修，獲得師大衛教系博士。隨後，即在大學擔任護理方面的教學、研究。職位，從副教授、教授，到主任、所長、院長，一路升遷。研究論文發表，也從國內到國外，著作升等。就我所見，護理界能在理論和臨床實務，同時具有如此廣泛經歷的人才，確實少見。

　　我所以迥異於傳統，將作者的經歷先做敘述，主要是，年輕時曾經做過一點臨床研究，也做過人體研究試驗及審查。我深知，主持人的適任性（competence）是首要條件。尤其，臨床工作，理論是基礎，實務才是真正的成敗關鍵。在多年的醫療生涯中，我看過太多的醫師，理論頭頭是道，計畫無懈可擊，但，對實務和病人，卻興趣缺缺。其成就／名聲雖高，反映在實際臨床病人的照顧上，往往文勝於質，甚至流為口號。因此，我總是習慣性的將臨床實務經驗，作為其可信／可靠性的重要依據。只有在主持人／作者的適任性無疑後，其內容才值得閱讀、參考、學習和應用。

　　針對《護理與人文》一書，我只能簡單提供個人的主觀看法，供讀者參考。首先，在導言（目的）中提到的「在護理養成教育中，一旦缺少人文教育的滋養，臨床照護現場的主體，將是醫療儀器、病理

檢驗數據、靜脈點滴、鼻胃管、呼吸器與護理記錄的天下；病人的聲音與身影，被護理專業技術淹沒，護理照顧服務也將產生去人性化與機械化的危機」，令人感觸很深。因為，此種現象已在醫師身上發生。接下來，從護理人文內涵、教師發展計畫、人文課程設計與人文反思評價四個章節，由學有專精的通識、護理老師，透過實際研究、討論，在形成共識後，提出具體可行的護生教育方案，令人激賞。相信，對臺灣的護理養成教育，會具有深遠的影響。至於，對本書內容的詳細說明、討論和批評，我想，應該留給讀者，做出自己的判斷。

推動病人醫療的基本核心，是醫、護。醫師，在診斷、治療上，不可或缺。護士，則是照顧病人的主力。只有醫、護團隊合作無間，才是病人健康的真正保障。過去在上課時，我常對醫學生提到：「病的結果，只有三種。一種是痊癒，一種是死亡，一種是呈慢性病。前二種，已不需要你的照顧。因此，你未來所面對的病人，必然大多是慢性病。他們的診斷、治療方式，早已清楚，不必勞心。你必須面對的，將是非醫療因素干擾醫療預後的問題。例如，病人的疾病行為、情緒困擾及是否遵從醫囑等常見的干擾臨床治療的現象。這些問題，與專業技術無關，卻是臺灣目前醫學教育最缺乏的重要一環。這方面的訓練，以我個人的看法，醫師的部分，已落後護理，值得關注。

在快速老人化的臺灣社會，長照計畫的推動，已十分迫切。護理，勢必（也理應）在未來扮演成敗的重要關鍵性角色。我很高興看到葉教授和這麼多位熱心護理教育的老師，將心血出版。我個人認

為，本書不僅可供護生、護理人員閱讀，醫學生、醫師及相關醫療人員，亦具有很好的參考價值，是一本值得細看的書。

楊庸一

前長庚醫院精神科主任

長庚大學副教授

2017.9.13

作者簡介

葉美玉

現職

　　慈濟科技大學長期照護研究所教授兼護理學院院長

　　臺灣護理管理學會常務理事暨研究委員會主任委員

　　財團法人社教文化基金會董事

學歷

　　臺灣師範大學衛生教育博士

　　長庚醫學院護理研究所精神心理衛生護理碩士

經歷

　　長庚科技大學健康照護研究所教授暨創所所長

　　長庚科技大學護理系暨護理研究所教授兼學生事務長

　　長庚技術學院護理系副教授、教授

　　長庚技術學院護理系助理教授兼學生事務長

　　桃園療養院護理科督導

　　康寧護專教務主任暨護理科主任

　　長庚紀念醫院精神科病房護理長、精神科護理督導、護理教育組督導

　　市立療養院護理師

廖珮君

現職

> 長庚科技大學護理系副教授

學歷

> 政治大學教育研究所教育心理輔導組博士
>
> 臺灣大學護理研究所精神科組碩士

經歷

> 長庚科技大學護理系講師
>
> 臺大醫院精神科病房護理師

呂雀芬

現職

> 長庚科技大學護理系副教授

學歷

> 英國格拉斯哥大學護理與健康照護所博士

經歷

> 長庚科技大學學生諮商中心組長
>
> 臺北榮民總醫院護理部／精神科病房護理師
>
> 長庚技術學院護理系講師
>
> 長庚護理專科學校護理科講師

林慧君

現職

　　自由撰稿人

學歷

　　淡江大學中國文學系博士

經歷

　　長庚科技大學通識教育中心副教授

　　長庚科技大學教學發展與資源中心組長

宋素卿

現職

　　長庚科技大學健康照護研究所副教授

　　長庚科技大學學生事務處衛生保健組組長

學歷

　　樹德科技大學人類性學研究所博士

　　美國Georgia State University 精神衛生護理學碩士

　　美國Emory University 護理學士

經歷

　　高雄醫學大學附設醫院精神科護理師

　　高雄長庚醫院精神科專科護理師

　　台灣性教育學會理事

　　杏陵基金會特約性教育講師

教育部健康促進學校計畫輔導委員

教育部健康資料資訊網站計畫輔導委員

羅文賜

現職

長庚科技大學通識教育中心副教授

學歷

美國印第安那州立博爾大學音樂系藝術博士

美國印第安那州立博爾大學音樂系藝術碩士

西班牙馬德里皇家音樂院演奏家文憑

經歷

長庚科技大學通識教育中心助理教授

吳淑美

現職

長庚科技大學護理系助理教授

學歷

臺灣大學護理學研究所產科組碩士

經歷

長庚護理專科學校講師、助教

敏盛醫院加護病房護理師

紅十字會臺灣省分會服務組護理師（急救教練）

成功大學附設醫院神經內科護理師

江衍良

現職

長庚科技大學通識教育中心副教授

學歷

政治大學國家發展所博士

經歷

長庚科技大學通識教育中心人文社會學科召集人

李惠玲

現職

長庚科技大學護理系講師

學歷

臺灣大學護理學研究所碩士

經歷

長庚科技大學護理系助教

長庚紀念醫院急診室護理師

自　序

　　這本書的出版，首先要感謝科技部（國科會）提供多年期的專題研究計畫經費，以及長庚醫院CMRP提供的研究經費與研究獎勵，多年來支持我們持續進行護理與人文的研究計畫，也使計畫主持人得以整合校內外資源，創造一個有利於發展及孕育護理人文教育的教學場域，這是促成護理人文教育研究能生根及深植的重要條件。

　　這些年來，由於護理與人文的研究計畫進行，研究團隊成員本身，也由人文研究的教學回饋中，獲得人文的滋養；這些人文的滋養，亦轉換為教師人文教學的動力，形成一個良性的循環。當然我們也看到，我們由人文的教學過程，課程所設計的護生反思回饋中，看到護生受到人文的滋養與啟發，護生找到感動的力量，這些同時也激勵「護理人文教育」研究團隊的教師們，讓我們深刻感受到人文教育是未來護理師「專業職涯發展」的重要基石。也因此，研究團隊一致認為應該將研究成果彙集出版，以推廣護理人文教育的理念，與教學方案設計，提升護理專業人員的人文素養。

　　本書之所以有豐厚的研究成果，應該歸功於參與護理人文研究的所有教師群，以及協助整理資料的研究助理們。此外，除本書的教師作者群之外，我們還要特別感謝陽明大學蔣欣欣教授、長榮大學周傳姜副教授、長庚科技大學車慧蓮助理教授、長庚大學柯毓賢醫師、陽明大學許樹珍教授、臺灣科技大學陳建雄教授、明志科技大學楊朝明

副教授，還有徐琤琤、王曼淇、郭正揚與曾佩茹研究助理。感恩他
們在團隊成員一路走來研究過程的協助與陪伴，這本書才得以出版
問世，我們也才不致於愧對科技部提供國家的經費，支持本研究的進
行。

葉美玉 謹誌

2017-9-23

目　錄

第三篇　人文課程設計

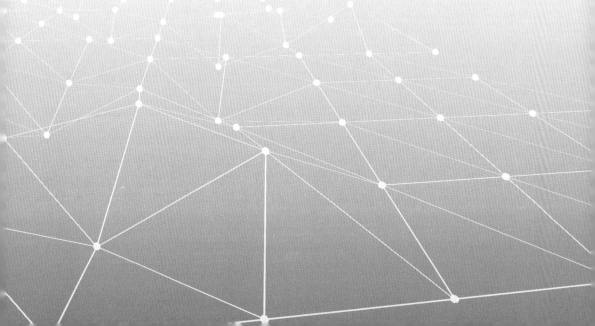

導 言

　　護理工作是照護服務「人」的專業，但在專業養成教育階段，護理教學卻由臨床技能與護理師證照考試所主導，成為教學的主體與核心。人文是護理專業能力之一，護理師在病人照護的過程中，必須具備人文素養，才能看到「人」的身影，反思與實踐人性的關懷，這是病人身心療癒的基礎，也是護理專業的核心價值。南丁格爾曾說：「護理是來自上帝的呼召，值得一個人一生的投入……，護理人員如果沒有這個天上來的呼召，沒有信仰，護理會成為機械式的工作，每天為固定的事項匆忙、焦慮，逐漸消失那起初的目的。」也因此，在護理養成教育中，一旦缺少人文教育的滋養，臨床照護現場的主體，將是醫療儀器、病理檢驗數據、靜脈點滴、鼻胃管與護理紀錄的天下；病人的聲音與身影，將被護理專業技術淹沒，護理照顧服務也將產生去人性化與機械化的危機。

　　人文教育對護理專業的價值在於提供人性欣賞、關懷與美感的情意體驗，開拓學生更寬廣的視野，培養洞察力，幫助護生理解與感受病人獨特經驗的能力，以多元觀點看待問題，特別是面對生命複雜的人生情境，並非單一的答案可以解答。人文教育的師資培育與課程的發展設計是護理專業人文教育的重點，如何鼓舞與啟發人文教師，是人文教育成功的關鍵，也決定人文教育的品質。護理人文教育是新世代教育的主流，如何橫向連結通識與專業的課程，運用多元的教學策

略，提升護生的人文涵養；課程設計要如何能同時滿足「現代的護生與未來的專業照顧者」的需求，是今日護理教育為師者的挑戰，也是護理人文教育研究團隊要努力達成的使命。

本書之編撰源自研究團隊，以「護理人文」為主題，執行6年的科技部專題研究計畫，今彙集編撰出版歷年科技部的研究成果，全書共分為四篇十三章，第一篇包括：第一章「白衣天使的人文素養」，第二章，以焦點團體深度訪談，探究護理人文教育的內涵，第三章，人文教師的培育。第二篇，以組成跨領域教師專業成長社群，作為人文教師培育工作坊，進行人文教師發展計畫，以深度訪談作為評價回饋。第三篇，透過成立護生的人文學習社群，經由社群與人文教學的對話，集思廣益，討論如何「以護生為學習主體」設計人文教學方案，進而引導護生進入臨床人文實踐場域；並將人文社會學科的課程內涵，融入護理專業的人文課程；以及經專家諮詢討論，發展垂直整合護理與通識核心人文系列性課程。第四篇，聚焦在護生對垂直整合的系列性課程的人文反思、護生眼光的人文教學，以及應用敘事書寫融入護理課程的人文反思。期能藉由本書的出版拋磚引玉，有助於人文教師的培育，及人文教學方案的設計，進而推廣護理人文教育，為護理專業的人文教育盡棉薄之力。

參考文獻

黃崑巖(1996)・把「人」帶回醫學──論醫學院的通識教育・*通識教育季刊*，*3*(3)，1-16。

劉介修、劉克明(2004)・臺灣醫學教育改革中的「醫學人文」概念與實踐初探・*醫學教育*，*8*(4)，371-384。

謝博生(2000)・*醫學人文教育*・臺北：國立臺灣大學醫學院。

蔣欣欣(2006)・*護理照顧的倫理實踐*・臺北：心理出版社。

Baumann, S. L. (2002). Toward a global perspective of the human science. *Nursing Science Quarterly, 15*, 81-84.

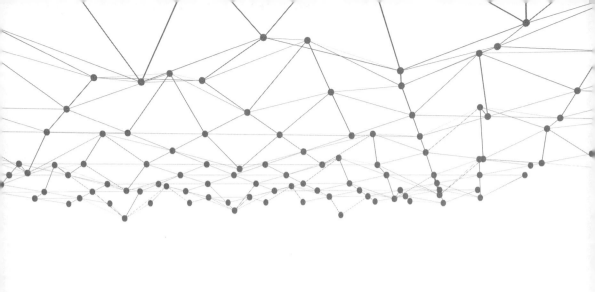

◆ 第一篇

護理人文內涵

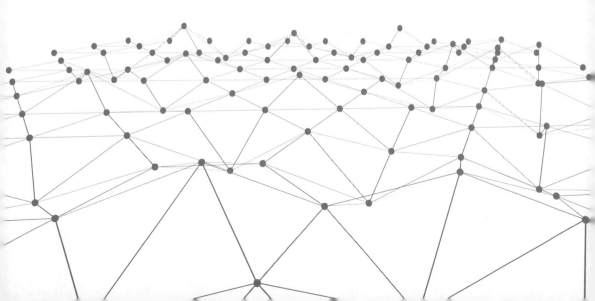

第一章 白衣天使的「人文素養」

葉美玉

一 前言

「做醫師前，先學做人」、「先學做人，再學做專業人員」這是日治時期臺灣總督府（臺大醫學院的前身）高木友枝校長傳承至今的名言。臺大醫學院謝博生院長對「先學做人」的意涵，將之詮釋爲：醫者要先學會「尊重病人、尊重生命、以悲憫之心救治病人」。九〇年代美國醫學院主張醫師應具「利他主義、知識淵博、技術熟練、負責盡職」的特質；二十一世紀臺灣醫學教育委員會主任委員黃崑巖教授，則呼籲醫學教育要「把人帶回醫學」，沒有人性的醫學教育（dehumanized medicine），只能培養治病的醫匠，而不能培養治病人的醫師。同樣的，缺少人文的護理教育，也只能培養機械式執行常規的護理師。

二 白衣天使的「人文素養」

美國醫學之父William Osler認爲，良醫需具備3H的人文素養，

亦即謙虛爲懷（humility）、人性關懷（humanity）、與幽默感（humor），3H的內涵符合臺灣社會對醫學人文素養的期待。良醫需要擁有謙虛爲懷、人性關懷與幽默感的人文素養，那麼穿上白衣天使制服的護理師呢？誠如Trudeau醫師所言：「我們有時能治癒病人、我們經常能減輕病人痛苦，但我們總是能安慰病人。」要了解專業護理人員需要哪些「人文素養」，應要問「病人床旁需要什麼樣的護理師」？再問「病人床旁的護理師，要提供怎樣的專業照顧」？護理人員也是人，或許也是初學者，有其本身的限制，但專業知識與判斷，讓專業護理師有能力儘量減輕病人的痛苦；也因爲我們在病人床旁陪伴，所以有機會經常感受到病人需要我們的安慰。也因此，我們應可了解社會對護理師所期待的人文素養，期待護理師能「看見病人需要」、能讓病人的「悲傷獲得安慰」以及「儘量減輕痛苦」。

南丁格爾曾說：「護理是一種科學，是一種看護的藝術，因此必須給予嚴謹的訓練，因爲只有經過嚴謹訓練的護理人員，才能在專業判斷上有自信，也才會被病人『信任』；病人對護理人員的『信任』，護理人員對病人的『了解』是護理照顧最重要的互動基礎。」可見，十九世紀南丁格爾即認爲護理教育，應讓護理師學習「看見病人需要，而且獲得病人信任」的能力，這不也是二十一世紀，我們所期待「在病人床旁護理師，提供專業照護的樣貌」嗎？

護理專業照護的本質，並沒有因時代變遷而質變。一位專業良善的護理師要能「感同身受」，建立「護病間信任的人際關係」，「看

見病人的需要」，具備「專業素養與敏銳度」。

　　護理養成教育，應扎根在人文素養的培育，護理師要成為「人」，學做「人」，再學做「專業人員」。為了要成為「人」，學做「人」，在養成教育中，護生必須學習了解自己、認識自己，培養同理、耐心與樂觀達觀的特質，要具備關懷照護與悲憫的信念與態度，才有感受病人獨特經驗的能力，學習如何在外在現實的羅網中，依然能堅持探究自身和世界的真理，學習成為獨立性格之人，彰顯在生活中；也才能在臨床照護中，面對病人及家屬為疾病受苦時，具備感同深受的能力，看見病人的需要，發揮人性美善的一面。

三　看見「人」的護理照護

　　護理人文教育，要致力於「看見『人』的護理照護」，護理專業人員必須了解病人，才能真正幫助病人，了解一個生病的「人」，它不同於「儀器」、「常規」，而是一個真正完整有生命的「人」，人有病痛，人有期望、有期待、也有焦慮。除了對「病的了解」要科學客觀外，對於「人」的了解，必須仰賴主觀的人性經驗與感受，才能設身處地、感同身受，能以人性化與智慧，有專業自信的對待病人。人文的意義與內涵，不外乎重視人的尊嚴、強調人的價值，「人」才是科學知識的主體。

　　護理師提供人性化的醫療服務時，特別要把護理照護行為，從病

人的生理延伸至心理、社會，與經濟層面的關懷，提供「看見『人』的護理照護」。一個富有人文意涵的人，在日常生活中善於感受美的喜悅、體驗美的事物，能自在表達自己的情感，呈現「愛」、「體恤」、「寬容」、「仁慈」等發自內心的特質。由學習中獲得知識的真實感動，能自信面對挑戰、選擇自己的生命旅程，決定自己的生活態度，承擔責任，實現自我。所謂人文，它是一種認知、一種態度、也是一種修養，在臨床照護的現場，給病人最大的感動是護理師的人文素養，能表現尊重病人、同理關懷、具備專業素養與敏感度，還有幫助病人的熱忱。

要讓「護生」以從事護理專業為畢生職志，成為護生夢想的志業，也是榮耀的專業，必須在護生養成教育臨床照護過程的學習，找到護理專業感動的力量。尤其是，臨床護理教師在臨床教學時，展現的人文素養與專業敏感度，就是護生最好的典範學習，每一次的臨床實習，護理教師要能給護生最大的感動，臨床實習產生的護理人文教育成果，就會讓未來的「護理生力軍」潛移默化，也才有機會讓護生以此生有幸從事護理專業照護工作為榮。二十一世紀，一個「看見『人』的護理照護」才可能被實踐；其從未因時代改變而改變「以人為本」的護理照護本質，才不會因此而消聲匿跡；尤其當教育過度強調「套裝知識」或「工具理性」時，護理原本「以人為本」的照護本質，即可能只留下「照護機器『人』」與「『機械式』常規執行照護的樣態」。

四 主教的「生命告別之旅」

　　樞機主教單國璽在「生命告別之旅」，寫下病中感言：「老了、病了，沒辦法談尊嚴」、「病痛掏空自己、治療虛榮心」。病中的樞機主教列舉三次出糗經驗，讓他與一絲不掛懸在十字架上垂死的耶穌距離拉近了。首次出糗是因肺積水住進高雄某醫院，醫生讓他吃一種強烈利尿劑，排出肺積水，但他毫不知情。出院後，他正舉行聖祭時，藥性發作。開始時他強忍，讀經後褲子已尿濕一半，不得不去洗手間，但地上已撒滿尿水。這是主教57年來，舉行彌撒第一次發生，「它使我的尊嚴與顏面盡失，在修女和醫護人員前，感到無地自容。」

　　第二次是由高雄轉至臺北某家醫院，因兩天未排便而吃瀉藥，半夜藥性發作，叫醒熟睡的男看護攙扶入廁。剛進洗手間，來不及到馬桶，糞便已撒在地板上。男看護不小心踩上大便，滿臉不高興，邊沖洗邊抱怨，他將我弄髒的睡衣脫下，讓我赤裸裸的坐在馬桶上，用水沖洗我的兩腿，同時教訓我這九旬老翁說：「離馬桶兩三步，你都忍不住，給我添這麼多麻煩。」單主教寫道：「這時我感覺像是滿週歲的孩子，無言以對。他的每句話猶如利刃，將我90年『養成的自尊、維護的榮譽、頭銜、地位與權威、尊嚴』等一層層剝掉。」

　　第三次是剛剛住進耶穌的頤福園內，因腳水腫吃排尿劑，上午要到醫院接受放射線治療，到醫院時要排隊如廁，來不及尿濕在輪椅

上，就這樣上了腫瘤科的放射臺。這時的我，連最後的一點尊嚴都喪失了。

主教的「生命告別之旅」病中感言，三次出糗經驗，道盡一般病人的就醫住院當病人的經驗。生老病死，是人生必經歷程，身為護理專業人員，不禁要問，我們要如何面對「主教病人」這樣的告白？

五 如何讓「護理照顧」更有感覺

（一）「白色巨塔」中的護理師

案例1：又破紀錄，一天on 2床port-A（人工血管），一堆化療藥物要打，剛轉出一床DNR（不施行心肺復甦術），又馬上入兩床ICU（加護病房）轉出的critical病人（重症病人），我們單位的床位不是ICU的後備床嗎！今天一點也不stable。我明明就下班了，為什麼還是我要去轉床，不爽到極致，煩煩煩煩死了……。

試問：如果上列情況發生在我身上，我還會熱愛護理工作嗎？

案例2：為何我們家On Endo（氣切）病人都轉不去ICU（加護病房），接到爛班真的火大，會氣死敢掛我電話的R（住院醫師），也沒什麼了不起，你要安穩的睡覺，就睡吧！半夜12點，還一位病人的腸子跟內臟，迫不及待全部爆出肚皮

來見人，上班後到坐下還是下班兩小時後，小夜快當大夜來上，等等再過3小時，還接著要ACLS（急救）。還好今晚有好R（住院醫師）的陪伴，幫我Hold住一隻Endo（握住氣切），感動！我的生活也過得太刺激太精彩了！

*試問：*如果我手上有這麼多critical patients（重症病人），我還能展現我的關懷與耐心嗎？

案例3：　上班一個月，卻有種理智線快斷裂的感覺。今天家屬問我一個人照顧幾床，我回答12床。原以為他會非常友善的跟我說，怎麼照顧這麼多，辛苦了之類的（完全都是我自己在幻想）。結果他回答我說：「也還好嘛！」我瞬間有種想把板夾，摔在他臉上的衝動。但我還是非常假仙的，對著她微笑說：「我覺得有點多。」誰能告訴我，如何衛教家屬care（照護）12床，出（出院）1（床）入（入院）4（床），要輸血又fever又vomiting（發燒又嘔吐），還外加4床cath out（點滴漏了），不是一件也還好的事情呢？如果也還好的話，那我跟你交換，好不好？

*試問：*面對無法同理或體貼我們工作的病患或家屬，我還能表達我的關懷嗎？

　　對護理師而言，她的工作是每天要面對病人的痛苦，看到生命的

脆弱，也看盡人類與醫療的極限，若能以專業的自信幫助病人與家屬，同時也能理解醫療、照護專業與自己的限制，竭盡自己所能，協調現有最大的資源，安慰病人及家屬生病受苦的心靈，當護理師她能感同深受病人及家屬受苦時，就能縮小自己，放下自己照護工作的負荷與苦惱，也能以從事護理專業爲榮。

　　護理師也可能除了面對病人照護工作的重任外，還要承受醫療體系中護理專業階層生態或體制的另類壓力或壓迫，這些常是身在臨床照護情境中，一個無法說出口，不爲人知的困境。如果護理人員在現實醫療環境中已無法適應，那更需要人文素養，更需要學會紓壓、面對生活中的困境，保持正向的情緒、快樂做自己想做的事，尤其要能在忙碌中，享受生活，培養一種高度興趣的生活素養，工作才不會累垮！生活中的飲食、運動、休閒、閱讀、琴棋書畫，以及與家人或朋友共處同歡的人際活動；思考自己的人生哲學觀，不斷嘗試新點子，保持學習新事物的態度，學習永遠也不嫌遲，才能持續維持專業的熱愛與工作的熱忱。

（二）「For Patient Good」的天使照護哲學

　　生老病死，是人生的必經歷程，護理的困境跟醫療一樣，如何讓病人在人生最後的階段，仍保有生命的尊嚴，是件不容易的事。對醫療而言，即使在人生最末階段，除非簽署不施行心肺復甦術，仍以維持病人的生命，「救人第一優先」爲準則；但對護理照護而言，如何

維持病人尊嚴，維持身心的舒適與感受，才是「For Patient Good」的天使照護哲學。

　　面對「主教生命告別之旅」的「告白」，專業人員應該反思，病人因為身體衰弱、體力限制、接受醫療的焦慮、壓力與無助等，如果專業人員能以專業知識與運用資源，理解病人需要幫助，但同時也能維持一個「人」的基本需求與尊嚴，讓病人感到最大的安慰是：「一切護理照護的安排，都是為病人好」，減輕病人痛苦、減少病人悲傷、降低病人的焦慮與恐懼；「For Patient Good」的照護，將讓病人對「護理照顧」更有感覺。

第二章

護理人文教育的內涵

葉美玉

一 前言

　　所謂「人文」的內涵，最早出自易經的「關乎人文，以化成天下。」，亦即人的教化，關乎天下興衰（戴正德，2007）。在儒家的人文思想中，「人文」是在說明個人要以仁義道德、禮樂倫常爲其行爲準繩，並藉以規範「人與自己」、「人與人」、「人與社會」、「人與自然」、「人與超自然」的關係（彭煥勝，2001）。中國人受儒家主流思想所影響，其人文的主要意涵旨在強調「人與自己」、「人與人」、「人與社會」的互動關係。相較於東方的儒家人文思想，西方的人文思維，因爲文藝復興時期亟欲擺脫神的束縛，發展人文主義，期盼建立以「人」爲主體的思維，當時即仿效古希臘、羅馬以七藝（文法、邏輯、天文、音樂、修辭、幾何、算數）爲主，倡導博雅教育。從歷史的脈絡來看，此可稱爲「人文主義的教育」（humanistic education）。在文藝復興之後，歷經宗教改革，「人文主義」以「人爲主體」的核心價值不變，但分別從人的理性與感性層面，探索不同層面「人」所面臨的問題，包括「人與自己」、「人

與人」、「人與社會」的關係。綜觀東方與西方的「人文」內涵，東方的人文思想受儒家主流思想所影響，西方的人文則以「人」作為思考的主體。

護理學門的人文教育開始於1980年代，當時的護理人文教育強調以人為中心，視每個人為具有潛能的獨特個體。但近代醫療科技快速發展，健康照護環境快速變遷，日新月異的科技成就，卻帶來許多人文議題的衝擊，例如生命價值、人的尊嚴與倫理道德等，此牽動人文教育的建構，也推波助瀾加速醫療照護過程的非人性化（黃俊傑，2009）。如何以科學及人文為基礎，發展提供人性化的照護模式，已成為當今專業照護教育的迫切議題（Miles, & Mezzich, 2011）。

護理人員照護的是「病人的生命」，必須有感受病人獨特經驗的能力，護理學門是人性化科學，強調對生命的終極關懷。護理人文教育，應協助護生增加對生命的涵養，讓護生學習與生命對話，在接觸生命時，照護、關懷與悲憫能自然展現（戴正德，2007）。人文素養是護理人員的內在修為，關懷則是顯現於外的實踐表現。一位具備人文素養的護理人員，在護理過程中，才能體恤病人的痛苦與擔憂，展現關懷與同理，也才是人性關懷的照護。缺乏人文感受與敏感度的專業人員，他所提供的將是去人性化的醫療照護。是以，培育具有人文關懷的護理人員，提供人性化的照護，應是護理教育的核心價值，護理專業應致力於提升人文素養，推動護理人文教育。

然截至目前為止，護理教育仍相當著重於專業知識與護理技術的

養成，忽略人文精神的培養與實踐，也因此，我們有必要探索護理人文教育的內涵，協助找回護理人員人性關懷的照護本質，實踐人文關懷精神於照護過程。為回答此問題，我們運用焦點團體深度訪談法，以質性分析探索護理人文教育的內涵。

二　資料蒐集方法

由於臺灣護理界過去未針對此主題進行研究，因此，作者嘗試運用焦點團體訪談法，透過團體互動來探索護理人文教育的內涵。此研究法的優點，在於參與者進入討論的主題中，從最大範圍（例如：護理人文教育是什麼？）到特殊性議題（例如人文素養包含哪些內涵等？）的討論，提供個人扮演社會角色中的獨特意見及經驗。

（一）焦點團體訪談與分析

首先依據研究目的及文獻擬定半結構式訪談指引（如表2-1），以焦點團體深度訪談法收集資料，並運用前驅性訪談（pilot interview）確認訪談指引的合適性。研究先經醫院的倫理委員會審查通過後開始進行（No. 20110407R），資料蒐集時間是2010年12月至2011年8月。所有訪談資料均錄音處理，隨後將錄音資料轉換為逐字稿，訪談中隨時做田野摘記，將受訪者的語言和非語言行為的觀察記錄下來，訪談後也記錄下研究者的思緒想法，在訪談錄音檔轉成

逐字稿後，運用內容分析法（content analysis）進行資料分析。

表2-1　焦點團體訪談指引

1. 您覺得護理人文教育是什麼？它的內涵是什麼？
2. 您認為如何落實護理人文教育於教學中？
3. 您如何評估護理人文教育實施的成效？
4. 就您自己的經驗，從事護理人文教育，最感到不足的是什麼？
5. 對於護理人文的教育，您認為應該如何做？
6. 除了剛剛所談的，您還想跟我們分享什麼？

　　本研究共進行8場焦點團體，每場訪談約進行60-120分鐘，平均90分鐘。訪談由三位研究者主持，在正式進行訪談之前，三人均針對訪談指引進行討論，確認引導能掌握簡短、單向度、用字易理解等原則。訪談過程中，由兩位研究者擔任觀察者，詳細觀察及記錄所有參與者的語言和非語言互動訊息，且為促進參與者能夠真實反映內心真正想說的，研究者在過程中均不干擾參與者的表達，對於有問題的部分則先以關鍵字記下，隨後才進行澄清（Côté-Arsenault & Morrison-Beedy, 1999），所得資料係以內容分析法分析比較和歸納。

　　為得到豐富且深入的訊息，兩位質性研究者對資料反覆閱讀再進行詮釋，確認重要關鍵概念後再予以單位化以形成（theme）。為達到嚴謹度（rigor），研究者進行訪談前，先以電話聯繫受訪者，說明訪談目的及進行方式，以促進彼此的信任感。訪談過程氣氛自在，

自然能夠獲得參與者真實的經驗；分析資料後為減少研究誤差，由兩位質性研究者隨機抽取資料內容記錄的五分之一重複分析，兩者間一致性達到80%（intra-rater reliability）。另外亦請一位曾受過質性研究分析訓練的專家分析內文，再與研究者所做的分析，就分類及操作性定義進行一致性檢定，分析過程中研究者反覆檢視資料及不斷澄清以確認主題。

（二）受訪對象

受訪對象採立意取樣，邀請臺灣北中南東部，共八所護理學系的大專校院，對此主題有興趣的護理專業與通識教育教師為研究對象，共邀請58位教師徵詢其參與訪談的意願，最後共有39人同意參與焦點團體訪談。在書寫書面同意書後，以每組3-6人方式加以分組。為減低研究樣本的尷尬不安及促進討論，將同質性樣本即教學背景相似，或過去曾有互動經驗，彼此熟悉者，編為同組。所有參與者，均告知相關權益，包括：有權利拒絕參與研究，可隨時中止或拒絕不想回答的問題。每小組以相同的訪談指引，引發參與者的感受和看法，但所有參與者仍可自由地敘述某一事件的經驗、看法和感受。

39位教師，32位（82.1%）皆為女性，年齡介於37至61歲。工作年資為6至28年。服務科系以護理系30位（76.9%）居多，平均教學年資為14.1年（如表2-2）。

表2-2　焦點團體參與教師基本資料（n = 39）

組別 （Group）	人數	年齡	工作領域（人數）		工作經驗 （年）
			通識教師	護理教師	
A	3	40-42	1	2	14-19
B	5	39-49	0	5	14-24
C	5	37-45	3	2	11-18
D	4	45-48	0	4	19-28
E	5	40-41	1	4	9-17
F	5	37-44	0	5	14-19
G	6	39-61	2	4	6-26
H	6	42-58	2	4	8-24

三 研究結果

（一）護理人文內涵

　　由資料分析發現，護理人文內涵，包括「關懷、尊重、熱忱、專業素養與敏感度」等面向。茲分述如下：

　　由受訪者訪談中，表達對護理人文實質內涵的看法為何？受訪者透過各自臨床實務經驗，與教學經驗的體會，提出她們的觀點。何謂人文？其內涵為何？在諸多的討論中表達最多的是下列幾個面向，相關例舉，如表2-3。

1. 關懷

幾乎所有的受訪者都認為關懷是護理人文的主要內涵，受訪者表示關懷就是具有「同理心」或者「同感心」，能夠「將心比心」，因此，關懷有「同理」的意涵。受訪者認為，護理人文展現關懷同理，最重要的部分就是「態度」，能夠去體會病人的苦痛，去貼近病人的心，應該有感同身受的能力，有同情……覺得我需要去幫助人，因此，要喚醒學生「關懷」的心（如表2-3的1-1、1-2、1-3）。

2. 尊重

所謂「尊重」是在人與人的互動過程中能把人當人，收斂起散漫的姿態，展現自律和禮貌。受訪者們表示尊重就是面對人，了解他們的感覺、他們的想法、他們的需要，然後尊重這些不同的感覺、想法、需要，再適當的去滿足他們。尊重之下，還有包容，因為護理照顧的人，係來自不同族群、不同年齡；尊重也不需框架於護理層面上，任何與人的互動與接觸都需要尊重，此乃普世價值，也是護理人文表現在外的涵養，因此，尊重也有包容的意涵（如表2-3的2-1、2-2、2-3）。

3. 熱忱

護理是服務人的照護行業，除了對人的關懷與尊重外，所謂服務

熱忱也不可少，亦即要能主動積極願意為病人多做一些，這也是讓護理人員在職場上能持久走下去的動力。許多受訪者提到護理人員不光是知識和技術要好，如果沒有一顆熱忱的心，是做不了很久的。而此熱忱不僅靠課室教學，更仰賴老師以身作則當催化劑，讓學生感同身受與體會，從老師的角色模範中獲得啟發，內化為熱忱的動力（如表2-3的3-1、3-2、3-3）。

4. 專業素養與敏感度

護理是「科學」也是「藝術」，科學來自我們養成教育中，各專業學門的知能與訓練，藝術則是展現在護理工作中的感動，也是我們致力探討的人文素養。假若無護理專業能力的養成，雖具備關懷、同理、尊重與熱忱，亦無法實踐人文關懷的素養於專業照護中。因此，具有人文素養的好護士，是需具備專業素養及敏感度，才能發揮知識與技術的專長，加上敏銳的觀察，與病人時空同步，當下了解與解讀肢體語言的意涵，才能適時協助與解決問題，則護理人文之美也由此展現。受訪者分享自己的觀點（如表2-3的4-1、4-2）。

表2-3　護理人文內涵

---

1. 關懷

1-1 護理人文是……能夠去體會病人的苦痛，去貼近病人的心，應該有感同身受的能力，……有同情……覺得我需要去幫助人。（Group C）

1-2 護理人文就是被愛被關懷的經驗。人文……是你對病人的那顆心，你願不願意真誠的去關懷他們。（Group A）

1-3 人文就是……同感，要能將心比心，而且發自內心。（Group B）

---

2. 尊重

2-1 面對人，我們就是……，了解他們的感覺、他們的想法、他們的需要，然後尊重這些不同的感覺、想法、需要，然後適當的去滿足他們。（Group D）

2-2 〔護理人文〕就是懂得尊重另一個人……，懂得反思怎麼樣成為一個好護士。（Group B）

2-3 尊重之下，還有包容，因為〔護理照顧的人〕來自不同族群、不同年齡、不同需要。（Group C）

---

3. 熱忱

3-1 我覺得熱忱的保有是非常重要的，你對病人那顆心，……熱心，以護理而言，尊重、關懷跟熱忱很重要，沒有人文素養，妳有專業也沒有用。（Group E）

3-2 護理人員要有尊重、關懷，還有就是要有雞婆的個性，……就是一個熱忱。（Group A）

3-3 從老師的角色模範中獲得啓發，讓她去尊重、關懷人、展現專業的熱忱。（Group B）

---

4. 專業素養與敏感度

4-1 護理不只要有慈悲心與關心〔就夠了〕，應該說這是〔護理人員〕應該有的內涵，但是沒有專業你〔就〕沒辦法去展現、去照顧病人。〔專業〕敏感度不夠，你〔就〕不知道〔病人的〕問題在哪裡。要有敏感度，要能夠知道病人所苦，然後要跟他時空同步。（Group H）。

4-2 照顧病人當中，必須知道病人的脈絡，……要培育她這樣的〔專業〕敏感度。（Group F）

（二）人文教學策略

　　為實踐人文關懷於專業照護，落實人文教育於護理領域，受訪者依據親身體驗、授課經驗、反思後，表達豐富且多元化的意見，並提出護理人文的教學策略，包括「培養護生對生命脈絡的敏感度」、「學習角色模範」，與「關懷服務實踐的行動」，茲分述如下：

1. 培養護生對生命脈絡的敏感度

　　護理人員照顧的是生命，對所照護對象的背景脈絡感到「有心」、「有興趣」、「願意」關注，才能夠使照護的層面涵括身心靈。受訪者們表達為何必須進入病人生命脈絡事件（表2-4的1-1、1-2）。也有受訪者覺得應該結合專業與通識課程，例如歷史、哲學、藝術、人類學、社會學、心理學、法律和倫理，另外配合時事脈動提供學生多方面薰陶，引導護生多元思考，澄清價值觀，甚至挑戰原有的價值信念，都是必要的策略。

2. 學習角色模範

　　受訪者建議，實務工作中有很多適合的角色，如醫師、護理人員、護理長或病人，對學生的護理人文素養都是有幫助的，隨著經驗和生命增長，這些角色以自己的生命真理為學生做引導，都能夠帶給學生不同的收穫。除上述外，「老師」更是落實人文教育的重要「舵手」，因為教師跟學生最親近，無論是課室教學或是實習時與病人的

互動過程，都對學生有著身教與言教的影響力。老師能夠及時提供學生正向回饋和鼓勵，只要能夠有心與學生同在，便能夠促進雙贏的生命經驗（表2-4的2-1、2-2）。

3. 關懷服務實踐的行動

　　人文素養並非課室教學可及，即使是課室教學也必須透過「引導」、「體驗」、「角色扮演」、「團體討論」及「反思」等教學策略，始可奏效；而普遍為受訪者認同的是關懷服務行動的實踐。受訪者提到藉由「服務」過程，產生「學習」的動機，再經由「反思」的歷程讓學生能夠自省，體會生命價值與服務意涵，尤其護理人員的工作會面對不同的眾生，反思可以深化內心的感受，無論是正面或負面的經驗都是一種學習（表2-4的3-1、3-2）。

表2-4　人文教學策略

1. 培養護生對生命脈絡的敏感度
1-1 病人的脈絡是什麼？我覺得我們應該培育他們這樣的敏感度，……把孩子【指學生】帶進，讓他能夠去體會病人的苦痛，能夠去貼近病人的心。（Group F）
1-2 護理學生為什麼需要人文教育，護理學生在照顧病人的過程中，他必須知道病人的脈絡，……要培養這樣的敏感度，在照顧病人中，每一個病人都是個別化，有不同的故事，不同的歷史，不同的原因、家庭背景，起碼在人文教育有這樣的啟蒙。（Group F）

---

2. 學習角色模範

2-1 以身作則……，因為學生會從你的身上看到，……不管在課堂當中，或者在實習當中，都會傳遞訊息讓學生能夠體會。（Group F）

2-2 真正的護理人文教育不應該是只有在課堂，真的是要日常生活的言教、身教，……我覺得師長的帶動是責無旁貸的。（Group D）

2-3 護理的典範人物不是貼在牆壁那些，而是我們周遭的人事物，我有模仿的對象很重要，可以學習的對象。（Group B）

3. 關懷服務的實踐行動

3-1 〔藉著〕服務學習，……體會到怎麼照顧不同族群，那種關懷比較能落實〔指人文關懷〕。……現在是多元文化，所以可能要涵蓋這樣的〔服務學習〕的內涵跟時數，不只有注意專業〔護理〕的內容。（Group D）

3-2 藉著服務的過程，藉著幫助人的過程，要幫助人，當然要先要了解他的問題在哪裡，所以你要有感同身受的能力，……然後進行人跟人之間的互動跟情感上的交流……，人文科學中體會出什麼是美，展現出護理的美，就是好的護理。（Group G）

3-3 課程應融入服務學習……，從中讓他感受關懷，提升助人的感受。（Group B）

四 討論與結論

（一）當今專業照護內涵的反思

　　由於醫療體系專科化、機構化，使護理專業隨著醫學的分科，以疾病診斷及治療為病人照護取向，依醫囑給予生物醫學治療，忽略人是身心靈獨立的生命個體，專業照護的內涵亦逐漸隨之通則化與去脈絡化（伍麗珠、楊玉娥，2011）。人文教育旨在培養專業人員，

施予人性化照護（謝博生，2000）。面對當今以科技主導的醫療環境，醫療科技發展已明顯改變護理專業服務的內涵，尤其當科技與技術超越人的價值時，醫療場域中的護理照顧過程，易被物化並將病人化約為治療之器官，忽略技術僅是照顧人的方法或工具而已；尤其當護理照顧僅止於技術層次時，不僅窄化照顧者的視野，亦忽略被照顧者「病人」的經驗世界，缺乏對人與生命的人文關懷（蔣欣欣，2006；2002）。關懷是護理專業重要的特質，此特質需在護理教育的歷程中，經由個人內在對生命的體認，才能轉化為護理人員的特質。也因此，護理專業需要深化人文，包括護理養成教育及在職教育，皆應加強護理人文內涵的知識及其深度。

　　Darbyshire（1994）認為文學藝術作品中，對人類經驗的描述形容，能幫助護理學生感受到「人的經驗」，例如健康、生病、疼痛、焦慮、功能喪失和面對死亡的經驗和感受；或藉由文學讀物、歷史、傳記書籍或小說的閱讀，催化護理人員內在感動的能力，促使護理人員反省與思考，提升人文素養，增進反思學習的能力。護理人員於實務中經常面臨之情境，若能經由倫理道德反思、美學之感受、文學作品的同感體會，以及閱讀描述生活經驗的文學作品，必能增進學生對病人生活經驗的理解，以及對生老病死知識的深刻體會（Pardue, 2005）。

（二）深化護理人文內涵

人文涵養的深化著重於情意教育（affective education），護理人文內涵的培養，旨在強調內在價值的體認，使能內化人性本質成為護理人員的特質，進而實踐人文關懷的精神。本研究探索分析護理人文的內涵，包括「關懷、尊重、熱忱、專業素養與敏感度」等四個面向。其中「關懷」是護理人文的主要內涵，關懷是指具有「同理」或「同感」，或能「將心比心」的態度。然由於科技、經濟與社會環境的形塑，護理人員對病人的病痛毫無知覺，認為病人的病痛與自己無關，使「關懷同理的感覺」隔離，如何促發護理人員深層的同理？在護理課程中，以閱讀大眾文學作品或觀賞影片（葉炳強，1999），有助於護生嘗試去感受本身沒有經歷過的經驗，提高護生對他人生命中受苦經歷的敏感度（Moyle, Barnard & Turner, 1995; Pardue, 2005）。或以敘事寫作方式，經由自我覺察與反思，亦能促發護理人員深層的同理或同感（Marnocha & Marnocha, 2007）。

除人文關懷內涵外，尊重不應也不需框架於護理專業上，因為「尊重」是人與人之間互動過程中，能收斂起散漫的姿態，展現自律與禮貌，這應是普世價值。護理是照護服務人的專業，除了對人的關懷與尊重外，所謂服務熱忱也不可少，要能主動積極願意為病人多做一些，這也是護理人員在職場上能持久走下去的動力。此外，專業素養與敏感度也是好護士必須具備的基本能力，除能發揮專業知識與技

能，尚需具備敏銳的觀察能力，與病人的脈絡時空同步，就在照護現場的當下，理解病人肢體語言與非語言的意涵，才能適時協助解決問題，則護理人文之美，此時此刻亦展現無遺。

（三）人文教育的成功關鍵

上述護理專業的人文內涵，需要以老師為角色模範，透過潛移默化，才可能將人文關懷落實在臨床實務中（蕭淑貞等，2006）。本研究發現，除培養護生對生命脈絡的敏感度外，提供角色模範學習與關懷服務的實踐行動，兩者皆為護理人文關懷實踐的關鍵要素。然在教學過程中，教師如何被滋養，並將人文關懷精神融入課程中，從課程的師生互動中，必須透過老師思辨自我，學習對人性關懷與尊重，進而引導學生思索自己生命的價值，尊重並關懷自我與他人生命，此仍為護理人文教育成功與否的關鍵所在。

參考文獻

伍麗珠、楊玉娥(2011)‧人文科學與臨床護理‧*榮總護理，28*(1)，104-110。

　[Wu, L.C., & Yang, Y.O. (2011). Humanity and clinical nursing. *Veterans General Hospital Nursing, 28*(1), 104-110.]

何明蓉(2003)‧文學與醫學：醫學人文教育的實例‧*中外文學，31*(12)，10-25。

[Ho, M. J. (2003). Literature and medicine: Examples of humanity education in medicine. *Chung-Wai Literary Monthly*, *31*(12), 10-25.]

彭煥勝(2001)・人文教育的理念與反思：一個教育史學的觀點・*人文及社會學科教育通訊*，*12*(4)，155-177。

黃俊傑(2009)・*大學通識教育探索：臺灣經驗與啟示*・臺北市：中華民國通識教育學會。[Huang, C. C. (2009). *Exploration of general education in college and university: Learning from the Taiwan experiences.* Taipei City, Taiwan, ROC: Chinese Association for General Education.]

黃崑巖(1996)・把「人」帶回醫學──論醫學院的通識教育・*通識教育季刊*，*3*(3)，1-16。[Huang, K. Y. (1996). Put the humanities back to medical curriculum. *Journal of General Education, 3*(3), 1-16.]

葉炳強(1999)・電影與醫學教育・*醫學教育*，*3*(3)，279-289。[Yip, P.K. (1999). Movies and medical education. *Journal of Medical Education, 3*(3), 279-289.]

蔣欣欣(2002)・由護理實踐建構倫理進路・*護理雜誌*，*49*(4)，20-24。[Chiang, H.H. (2002). Constructing ethical approaches through nursing practice. *The Journal of Nursing, 49*(4), 20-24.]

蔣欣欣(2006)・*護理照顧的倫理實踐*・臺北：心理出版社。[Chiang, H.H. (2006). Ethical practice in nursing care. Taipei City, Taiwan, ROC: Psychology Press.]

劉介修、劉克明(2004)・臺灣醫學教育改革中的「醫學人文」概念與實踐初探・*醫學教育*，*8*(4)，371-384。[Liu, J. S., & Liu, K. M. (2004). A preliminary study of discourses and practice on "Medical Humanities" in Taiwan's medical education reform. *Journal of Medical Education, 8*(4), 371-384.]

戴正德(2007)・醫學人文精神的挑戰・*臺灣醫學*，*11*(2)，163-166。[Dai, Z. D.

(2007). The challenge of medical humanities. *Formosan Journal of Medicine, 11*(2), 163-166.]

謝博生(2000)・*醫學人文教育*・臺北：國立臺灣大學醫學院。[Hsieh, B.S. (2000). *Medical humanities education.* Taipei City, Taiwan, ROC: Nation Taiwan University College of Medicine.]

蕭淑貞、姜月桃、黃玉珠、邱碧如、馮容芬、賀殊霞、陳紀雯(2006)・以照護、關懷與悲憫觸動護理教育中的生命涵養・*醫學教育*，*10*(1)，1-7。[Shiau, S.J., Chiang, Y.T., Huang, Y.C., Chiu, P.R., Feng, R.F., Heh, S.C., & Chen, C.W. (2006). The life cultivation of nursing education touched by care, concern and compassion. *Journal of Medical Education, 10*(1), 1-7.]

Côté-Arsenault D., & Morrison-Beedy, D. (1999). Practical advice for planning and conducting focus groups. *Nursing Research*, 280-283.

Darbyshire, P. (1994). Understanding caring through arts and humanities: A medical/ nursing humanities approach to promoting alterative experiences of thinking and learning. *Journal of Advanced Nursing, 19*(5), 856-863.

Marnocha, S., & Marnocha, M. (2007). Windows open: Humanities teaching during undergraduate clinical experiences. *Journal of Nursing Education, 46*(11), 518-521.

Miles, A. & Mezzich, J.E. (2011). Advancing the global communication of scholarship and research for personalized health care: The International Journal of Person Centered Medicine. *International Journal of Person Centered Medicine, 1*(1), 1-5.

Moyle, W., Barnard, A., & Turner, C. (1995). The humanities and nursing: Using popular literature as a means of understanding human experience. *Journal of Advanced Nursing, 21*(5), 960-964.

Pardue, K. T. (2005). Blending aesthetics and empirics: Teaching health assessment in an art gallery. *Journal of Nursing Education, 44*(7), 334-337.

Polson, G. R., & Farmer, S. E. (2002). Integrating the humanities in the education of health professionals: Implications for search and retrieval of information. *Nurse Education in Practice, 2,* 49-54.

Swanson, K. M. (1993). Nursing as informed caring for the well-being of other. *Image: Journal of Nursing Scholarship, 25*(4), 352-357.

第三章

人文教師的培育

葉美玉

■ 一 人文教師的培育

人文教育可經由事件、軼事、小說等去發現人性，當個人能經由內在省思，再經外化呈現，落實人性關懷的理想（戴正德，2007）；或經由文學藝術領域的陶冶，藉由想像力、美感欣賞、關懷的體驗，豐富心靈的內涵，充實生命的價值，特別是在感性層面的情意體驗，更能提升人文素養，突顯人文教育的內涵（何明蓉，2003）。

護理教育的人文內涵需要透過潛移默化，以老師為角色模範，才可能將人文關懷落實在臨床實務中（蕭淑貞等，2006）。因此專業教師在教學過程，如何將人文精神融入在課程中，從課程的師生互動中，透過老師思辨自我，對人性關懷與尊重，引導學生思索自己生命的價值，進而尊重並關懷自我與他人的生命，應是教師發展計畫的重點。

教師應具備有人文素養，此乃人文教育成敗的關鍵（王心運，

2006）。雖然人文教育極需教師的投入，但現況投入人文教育的教師流動率偏高，教師發展不易成熟，導致專業人文教師不易發展，師資培育的養成效率低，也因此有必要發展人文教育教師的培育計畫（崔紘彰、何明蓉，2008）。理想的人文教育師資需同時擁有專業及人文社會學科的訓練，所以師資缺乏是推展醫學人文教育的困境，建議人文與專業師資應共同搭配開課，教師要能認同人文素養，除言教外，需著重身教，以及能讓學生參與感受人文素養的必要性，是以人文教師的培養是發展醫學人文教育必須突破的關鍵（高美英、呂碧鴻、褚齡霙，2004）。醫學人文教育面臨此一困境，護理教育的處境又何嘗不是如此呢？也因此，我們以焦點團體深度訪談，分析如何滋養培育人文教師。

二 人文教師的培育 —— 焦點團體訪談

本研究蒐集分析22位教師的焦點團體深度訪談結果發現，人文教師的培育策略，包括：「喚醒護理專業與人文學科教師的認同；激發教學熱忱；營造友善校園氛圍，凝聚共識；專業與通識師資結盟，彼此交流」。茲分述如下。

（一）喚醒認同，激發教學熱忱

受囿於教師評鑑制度、追求績效的要求、校園速食文化氛圍，使

得老師不得不在乎表面上的績效，而人文素養是無法透過時間的擠壓而速成。受訪者們表示：當時間有限，又一定要展現立竿見影的績效時，寧可選擇放棄，不投入人文教育。

除上述外，受訪者也憂心整個學術界大環境對老師的影響，早已有機會讓學生耳濡目染，所以，很多學生不再在乎學什麼，反而對分數錙銖必較。因此。受訪者均祈求學校要有一個共同的氛圍，支持和鼓勵老師的投入，評鑑考核方式和內容要改變之外，要給予老師更多的彈性；同時在涵養老師方面，更重要的一環是讓老師有安定感，如此老師才能安心教學，激發教學熱忱與理念（如表3-1的1-1、1-2）。

（二）營造友善的校園氛圍，凝聚共識

營造友善氛圍和歸屬感的方式，包含讓老師們有被愛、被關懷的感受，環境的美化、提供可以談心駐足之處，找出能夠帶動團體氣氛的核心人物等。因為校內眾多的老師彼此間信念與熱情並不一致，如能營造大家是一家人的友善感受，並且有大家長或者核心人物領導支持，老師被滋養了，才能滋養學生。

受訪者表示，學校師生宛若在同一艘船上，學生是這艘船上最主要的靈魂，老師是舵手，舵手怎麼走，就會影響船的方向，可是更重要的是舵手間必定有一位核心人物，核心人物將影響舵手間的合作與競爭，當然也包括分享和支援（表3-1的2-1）。

　　舉辦「共識營」是一個在受訪團體間不斷被提及，能夠凝聚共識，讓大家可以在其中分享經驗與對話的方式，也是滋養與補充能量的方式。受訪者透過曾參與的多次共識營進行的經驗和看法分享，一致覺得除了舉辦的地點和方式，最重要的是要能貼近人文，並與不同領域的老師有互動的機會（表3-1的2-2）。

（三）專業與通識師資結盟，彼此交流

　　無論是護理專業背景的受訪者，或是通識背景的受訪者，均覺得侷限在自己的專業領域裡對話，固然容易合作卻不免僵化。所以，護理專業與通識背景的老師，若能跨領域對話，將可拓展新意，達到互動與交流，更增加彼此的力量。

　　護理專業背景的受訪者覺得，透過通識課程可以引發學生對美的感受、對生命的感動。因此，期待在學校裡能有機制，協助專業背景和通識背景的教師群建立互動的平臺，增加對話的機會（表3-1的3-1、3-2、3-3）。

　　如何涵養教師喚醒其認同、激發熱忱凝聚共識，建立專業與通識師資結盟與交流機制，應是可行的策略。受訪教師建議，透過跨領域教師社群的交流與對話，激發教師們的人文思維，彼此分享討論人文教育扎根的教學方法，如何將護理人文從概念層次，化為可實踐的教學策略；或由開設護理人文選修課程開始，逐步整合專業、通識與潛在課程，融滲護理人文內涵至教學中。

三 結語

本研究發現，人文教師的培育策略，包括：喚醒專業與人文學科教師認同；激發教學熱忱；營造友善校園氛圍，凝聚共識；專業與通識結盟與交流。但人文素養無法擠壓速成，現況臺灣校園裡充斥著追求績效與速食文化氛圍，讓人文教育成為紙上談兵；尤其教師的尊嚴與尊重，在校園裡已成為奢侈品時，師者的教學熱忱又何來能量與動力可以被激發？友善校園氛圍的營造，不應是虛假的口號，而是教師的真正感受；透過校園環境美化，感受人際關懷，對學校有歸屬感，這些都是人文教師滋養與補充能量的方式。

表3-1　人文教師的培育

1. 喚醒認同，激發教學熱忱
1-1 人文，就不要講求一致性，很像checklist。……我覺得彈性是最重要的事情，因為人文的東西，不會有一個標準答案，對不對？你用什麼方式去關懷一個人，我想每一個人都不一樣，如果認同每一個人不一樣，怎麼會有同樣的方法呢？（Group F）
1-2 如果老師都沒有安定感，他本身都沒有感覺成為一個人的那種安定，你〔還能〕要他多做什麼，要讓老師覺得他們是一個人，身為教師人的尊嚴、尊重與安定。（Group A）
2. 營造友善的校園氛圍，凝聚共識
2-1 要營造一個友善環境……應該說是上對下，下對上之間的交流互動，是不是都很caring，……〔老師有〕被關懷、被愛的經驗和感受就是能量補充。（Group B）

2-2 不要太壓力性的，不用太目標導向或利益取向，也不要花太多錢，……但是很貼近人文，讓老師覺得很輕鬆，暫時拋夫棄子，只有老師跟老師，然後透過不同的活動去互動。（Group E）

3. 專業與通識師資結盟，彼此交流

3-1 我覺得專業科目，……大概我們能想到的，別人也能想到，我們能做的，大概人家實際上百分之八十都知道，我們應該走出不一樣的，我們不應該一直被那個框框套住。（Group D）

3-2 我〔通識老師〕加你〔專業老師〕的力量就可以，……我可以在國文課程加這個專題，同樣的道理，你也可以在你的產科，或是精神科裡面設計一個精神文本，我可以提供跟精神疾病有關的文學作品，你可能安排2個小時讓我去上課，我相信你的學生也會覺得不一樣。（Group A）

3-3 我們希望通識課程可以把文學帶進去，文學的美，我想他們有他們的專業，他們覺得國文應該這樣子教，才能達到層次的提升，如果我們又〔期待〕要把文學生活化的部分加進去，我相信也會有衝突在裡面！……所以，護理系與通識很需要跨科系對話。（Group F）

參考文獻

王心運(2006)·通識教育的真理觀念──兼論醫學人文課程規劃·*高醫通識教育學報*，*1*，33-48。

何明蓉(2003)·文學與醫學：醫學人文教育的實例·*中外文學*，*31*(12)，10-25。

高美英、呂碧鴻、褚齡霙(2004)·臺灣當前醫學人文課程之實施現況與推展困境·*醫學教育*，*8*(4)，392-403。

崔紘彰、何明蓉(2008)·臺灣醫學人文教育推動的進展──深度訪談之質性分

析・*醫學教育*，12，133-141。

戴正德(2007)・醫學人文精神的挑戰・*臺灣醫學*，*11*(2)，163-166。

蕭淑貞、姜月桃、黃玉珠、邱碧如、馮容芬、賀殊霞、陳紀雯(2006)・以照護、
　　關懷與悲憫觸動護理教育中的生命涵養・*醫學教育*，*10*(1)，1-7。

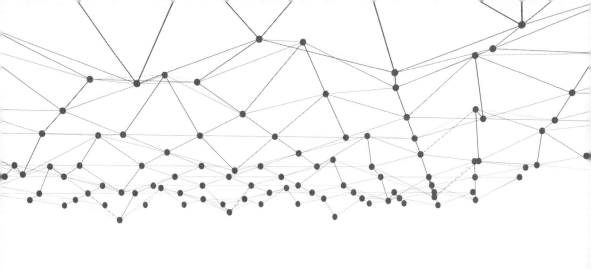

◆ 第二篇

護理人文教師發展計畫

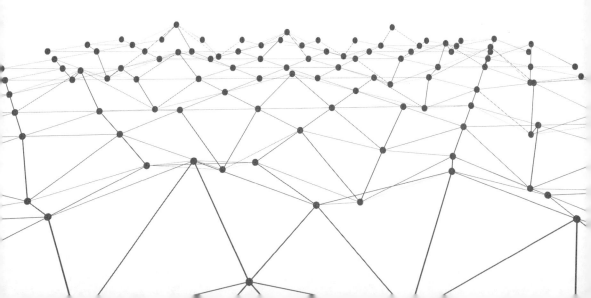

第四章　人文教師培育工作坊

葉美玉

一　召募培訓跨領域人文種子師資

護理人文教育旨在培育護生的人文素養，使其在醫療情境中，成為具有人文關懷的護理人員。護生的人文關懷能力養成關鍵在於教師是否具備人文教育的教學能力。因此，人文教師培育工作坊旨在培育與提升護理教師之人文教育的教學能力，促使教師能將人文精神與素養融入各專業課程與臨床實習中，進而將人文教育內化為護理教育的一部分。

文獻報告，護理人文教育的內涵，應以教師為角色楷模，透過潛移默化，才能在臨床實務中落實。因此，在護理專業教育歷程中，護生應如何被啟發，才能具備檢視與梳理臺灣醫療環境生態的能力，進而輪廓人文護理師的樣貌？教師應為護理人文教育成敗的關鍵人物。人文教師的培育為人文教育的重要基石，教師要能認同人文素養，重視言教與身教，讓學生真正感受人文素養的重要性，人文教育才能扎根。

　　基於上述，在校內召募19位專業及通識領域15位教師，共計34名人文教學種子師資，成立人文教師培育工作坊。同時組成5個跨領域教師社群，包括：文學閱讀與關懷倫理社群、護理與藝術研究社群、護理與社會研究社群、護理的古往今來研究社群、護理與人文社群作為對話平臺。透過跨領域教師社群對話平臺的激勵及反思刺激後，將所激發的人文思維與人文關懷的涵養，回饋至實際授課過程。

　　在上述跨領域人文種子師資培訓過程，所產生的對話與反思記錄，亦由種子師資回饋至實際授課過程。於師資培訓一學期後，安排種子師資以「生死學」選修課程「生命力」單元為例，舉辦教學觀摩；過程亦邀請跨領域社群教師參與討論與對話。於教學觀摩結束後，以質性訪談教學觀摩示範之教師；蒐集該門教學觀摩課程修課學生的回饋表；蒐集修課學生撰寫的學習單等進行內容分析。最後邀請跨領域教師社群的人文種子師資，包括5位社群召集人、10位參與社群教師，及教學觀摩示範教師共16位，以個別深度訪談與回饋，作為人文教師培育之成效評價。

三 人文教師培育工作坊──跨領域教師社群的對話

　　跨領域教師社群共邀請7位校外人文教學專家，參與人文教師培育工作坊，與種子教師們對話。社群以讀書會、演講與校外專家對話等方式交流與對話，讓教師們重新獲得能量，激發護理課程結合人文

的思維，分享人文教育扎根及培育的教學方法；亦將護理人文，從概念或抽象層次，化爲可落實的教學策略。

　　人文教師培育工作坊的5個跨領域教師社群，包含文學閱讀與關懷倫理、護理與藝術研究社群、護理與社會研究社群、護理的古往今來研究社群及護理人文研究社群，教師社群進行方式與宗旨，詳如下說明。

（一）文學閱讀與關懷倫理社群

　　本社群旨在「關懷能力與態度是專業的依靠與理想」信念下，以文學爲研究文本，針對關懷倫理教育，融入專業教育的教學，討論課程中專業知識和技術如何合乎關懷倫理的要求，並努力創造關懷情境，以身作則、對話、實踐與肯定的方法來建立、發展與維繫關懷倫理的關係。在關懷者與被關懷者平等互惠的關係中，共同思考專業倫理關懷與關係的議題。

　　透過專書探討、主題經驗分享、專題演講與專家對話方式，聚焦於個體關懷與社會關懷兩個人文關懷面向，探討照護勝任能力的關懷、同理的溝通理解與同情的關懷、人我相遇自然感動相互回應的關懷，及人性最根本的人道關懷等教學研究議題。社群由7位護理專業及4位通識師資組成，透過讀書會與校外專家演講對話，包括〈儒家經典中的人文關懷〉、〈珍愛人生〉、〈我們——移動與勞動的生命記事〉及〈天使的翅膀〉，凝聚教師對護理人文教育的共識。將關懷

倫理議題融入專業及通識教育，創造關懷教學情境，發展維繫關懷倫理的師生關係。關懷能力與態度是專業依靠與理想，需要長期努力，師者要不斷提升自我人文素養，專業理想才有實踐可能。

（二）護理與藝術研究社群

本社群由8位護理專業及6位通識教師組成。除安排校外音樂治療專家，以「護理與藝術課程——音樂治療介紹與應用」為題，舉辦教學觀摩外，亦透過討論會，如「護理與造形藝術的對話」、「護理與聽覺藝術的對話」，以及「護理與想像藝術的對話」，增進教師對護理教學與藝術結合的知能。透過此一跨領域社群交流與學習，教師們了解藝術的呈現，是文字之外另一種歷史紀錄的工具。對護理與藝術，能以更深入廣泛的思考角度，並建立護理與藝術教學合作的基礎。透過對話，教師除合作撰寫教材外，也激發日後專業教學內容修訂之構想。

（三）護理與社會研究社群

本社群旨在藉由專業與通識師資的對話，認識大環境的社會，也對自身所處護理的小社會有進一步認識。社群由5位護理專業及6位通識師資組成，透過討論會、專題演講與專家對話等方式，針對通俗文化、身體意象、性別與社會，及護理與社會，分享護理與社會的關

係。此外社群亦以通識教師授課的課程單元爲對話基礎，與護理教師討論分享，提出課程建議，達到社群跨領域交流目的。

（四）護理的古往今來研究社群

本社群藉由臺灣早期護理前輩的實務經驗記錄，以專書導讀方式，分析前輩實務經驗中，對人文關懷、專業同理的描繪，並與現代護理職場護理人員的工作困境與挑戰兩相對照，比較護理界的過去與現在，維繫人文與失落關懷的因素爲何。社群由10位護理專業及3位通識師資組成，透過書籍導讀、討論會、專題演講與專家對話方式。如護理前輩的光芒、臨床護士的一天（護理工作縮影）、公醫制度看專業奉獻，及從人文教育的反思與實踐談起。由護理歷史典範，找出開啓跨領域對話的契機，透過跨領域經驗交流討論找出交集點，凝聚共識，以提升護理人文教育師資自我涵養。

（五）護理與人文研究社群

本社群由8位護理專業及4位通識教育教師組成。經由跨領域教師與專家對話討論後，建構護理與人文選修課程，將人文內涵融入課程與教學。內容包括文學中的護理世界、爲愛朗讀（透過閱讀、朗讀展演，將文本立體動態化，表現文學音韻、情意與個人特色之美）、音樂中的護理議題：以作曲家與演奏家爲例、分享生命的喜怒哀樂

（在音樂情境中，透過師生彼此的經驗分享，體驗療癒過程中傾聽、尊重、熱忱與同理心的基本要素）、護理專業的人文內涵與人文精神（透過影片與典範故事探索本土護理專業人文內涵，與護理人文關懷精神的落實與實踐）、現代護理人員的「做」與「挫」，與我的護理人生等16個單元。

　　透過上述跨領域教師社群的對話平臺，組成護理人文課程規劃小組，以橫向方式進行專業學科和通識學科的整合，建立護理人文系列性課程。共整合12門專業與通識為護理人文系列課程，討論教學策略如何融入護理人文的內涵，這些課程包括：護理學導論、生死學、護病溝通、護理與人文，與專業問題研討等專業課程。與國文、社會學、世界文明史、藝術與人生、中文經典導讀、中國文學專題賞析，以及臺灣社會變遷與發展等通識課程。最後，我們舉辦護理人文教學觀摩，邀請所有社群教師參與，反思教學歷程融入的人文內涵與教學策略，並設計學生學習回饋單作為成果評價。資料分析發現，此跨領域對話，確有助於護理人文教育師資的培育。

第五章

文學與藝術人文教師社群

林慧君、葉美玉

　　護生人文關懷能力的養成關鍵，在於教師本身具備人文教育的能力。理想的護理人文課程要能貫徹人文精神，它不僅是人文知識的傳授，教師本身的言教與身教即應落實人文教育的內涵。

　　護理人文教育的起步，可由任教於護理科系的護理與通識不同專業的教師，經由人文反思，進行跨領域的經驗交流，以凝聚護理人文教育的共識。在護理人文教育教師發展過程中，通識專業化、專業通識化的課程設計，可作為階段性推行護理人文教育的方式，不同領域教師之間互相交流人文觀念，在課程設計與教學方法上溝通協同，逐步朝護理人文教育的理想發展。

　　人文精神就是感動的能力，也是愛與關懷別人的勇氣，於內即被感動的能力，能受啟發而改變思想行為；對外則是感動別人的能力，使他人感受到生命的力量與奧祕（戴正德，2008）。在忙碌的護理工作中，要如何保有感動的能力？人文素養最需要的就是時間──足夠沉澱思考的時間，例如在工作環境中能有聆賞藝術人文的展演，讓護理人員有時間面對自己，讓視野時時從專業回到對生命與對人的關

懷。

因此，增加護理與通識教師交流的機會，例如共同參與大師講座、讀書會、增能社群等學術活動，在校內營造不同領域教師可以互相交流談話的空間、咖啡角落等；在課程規劃上增加彼此合作協同教學的部分，例如「生死學」、「疾病書寫」、「老人書寫」、「敘事治療」、「人際溝通」等課程，設計護理與通識深度對話的專題，讓學生覺得這些人文課程，雖然不屬於執照考的範圍，但養成的人文精神，卻對專業影響深遠。

一 「文學閱讀與關懷倫理」社群

在黃春明的小說《放生》裡的長輩幾乎都有疾病，有趣的是，我認識的許多長輩，都是帶同學去機構裡實習所認識的，你看到的不是生活化的長輩，沒有在生活當中，因為疾病所造成的不便，透過黃春明的描述，就很能夠感受。

──摘自「老人書寫」教學研究社群讀書會紀錄

經由文學閱讀所提供的他者處境，能使任教於護理科系的護理與通識不同專業的教師，進行跨領域的經驗交流，而社群方式可以豐富內顯知識與外顯知識，凝聚對護理人文教育的共識。

由於「關懷」是護理人文的核心價值之一，也是專業的依靠與理

想。研究指出，關懷關係包含了：對於醫療與照護的勝任能力的關懷、經過同理的溝通理解與同情的關心所達成尊重病人權益的關懷、人我相遭遇之自然感動地相互回應所生的關懷，然後回到內在於每個人人性中對於他人最根本的人道關懷（林遠澤，2007）。

「文學閱讀與關懷倫理」社群透過文學閱讀活動中「傾聽」、「接納」與「關心」的歷程，在關懷者與被關懷者平等互惠關懷關係中，共同思考專業倫理中關懷關係的議題，增益成員關懷他人與接受他人關懷的能力。社群成員針對關懷倫理教育，討論如何在課程中將關懷倫理的要求融入知識和技術，並持續不斷營造關懷情境，由以身作則、對話、實踐與肯定的方法來建立、發展與維繫關懷倫理的關係，恢復護生對人文感受的能力，以提升觀察、分析、同理與自我省思等人性化照護的核心能力。

本社群成員由人文社會學科、護理系與老人照顧管理學系，共十多位教師組成，透過每個月一次的讀書會形式，以文學為文本，聚焦於個體關懷與社會關懷兩個人文關懷面向，每次活動成員皆熱烈參與，不僅增加教學能量，也達到彼此支持與關懷的效果，是一理論與實踐兼具的人文教師社群。

（一）儒家經典中的人文關懷

第一次讀書會主題為「儒家經典中的人文關懷」，討論文本：為周雪靜〈視病猶親─癌症病患的「好護士」觀點〉（實證護理，

2007/9）、李美秀〈以孟子之「不忍人之心」應用於護理實務情境〉（護理雜誌，2011/6），由通識教育中心林慧君老師導讀，討論議題為：從「好人」到「好護士」、「不忍人之心」與「關懷」。與會教師提到：

　　關懷是互相的，一種良善的循環，教師本身要以身作則，現在我們談在學校裡，老師如何對孩子具有更多人文關懷，讓孩子能感受到、讓孩子能回饋，形成一個循環。臨床上醫生、護士沒有被人性化對待，沒有考慮他們也需要休息，臨床醫療人員是束手無策的。我們在教育環境裡，也許不能說是扭轉，但至少人文的觀念要在我們孩子心裡生根，從學校做起，將來在醫院會不會有機會，他們也感受到醫療的情境應該是人性的。我們學校有這麼多護理老師、這麼多學護理的學生，如果我們開始做，意義是很重大的。（某護理教師）

　　學生要先獲得關懷，才能去關懷別人。「好護士」是人們期待的，也是我們所期許的，但真正臨床走一圈，會發現生態越來越不好，即便有很好的關懷能力，三年下來可能因為沒被關懷到，也很難持續下去。我們也期望病人也能將這些小女生當親人對待，今天如果是他們的兒女是這些人，我相信他們態度會友善一點。（某護理教師）

　　從「好人」到「好護士」這個議題來看，因為我們只從護病關係切入，單方面苛責護理人員不人性，但在整個社會都出了問題的情況下，也就是我們沒有教育出「好人」的狀況下，怎麼會有好護士、好醫師、好病人？以通識教育來看，我們並不會因為學生是學護理的，就特別要學生有關懷倫理，學生就是要學做一個好人，你能做一個好人，你才能成為好護士。你是好人的話，你才有可能是對護理人員、實習護生付出關懷的病人。不論是通識教育或是護理教育，應該要經常回到人的原點，站在彼此都是人的觀點來看，是不是不應該這樣對待對方。（某通識教師）

　　我覺得帶實習討論會時，可以和學生分享這兩篇文章的觀點，一個老師只要能影響一個學生就很棒了。關懷是普羅大眾的事，護理行業脫離不了關懷，要成為一個好護士，除了關懷之外，還要有一顆敏感和專業的心，才能掌握肢體語言的訊息，融入他的關懷和照護當中，真正看到一個人的存在，要看著病人、家屬。以前我的老師說：「護士看不到病人，因為你們十年如一日」，老師要如何引導學生看到病人存在，以後才有可能成為一個好護士，這就是一個希望。（某護理教師）

（二）人與人的關懷

　　第二次讀書會以「人與人的關懷」為範疇，閱讀文本為賽菲爾的

《珍愛人生》（大田），小說女主角珍愛從小在家承受暴力虐待，過著悲慘的生活，原本是文盲的她，在開始學習閱讀之後，尋獲了自己的價值和潛力。由通識教育中心朱芳玲老師導讀，朱老師從「閱讀、書寫與療癒」的觀點分析本書：

本書的「書寫」與「療癒」關係，可以從傅柯觀點得到印證。傅柯認為要形塑「自我」成為一個「主體」，必須運用「自我技藝」。這種「自我技藝」就是讓個人透過自己或他人的幫助，轉變自己的身體和心靈、思想、行為以及存在樣態，建立自我與自我的關係、自我與他人的愉悅關係，使自己成為一個倫理主體（主體化）。傅柯提出書寫是關注自我、建構自我最主要的方式，他由「個人筆記本」與「通信」兩個面向討論書寫如何建構自我：前者把看到或聽到的東西加以轉寫、挪用，將其中的真理據為己有，如同建構一個「身體」般將自我建構成一個理性行為的主體；後者構成某種展示方式，也就是將他人的凝視與自我凝視協調起來。珍愛的寫日記與寫筆記，基本上就是一種自我的棄絕與再建構。

對於本書所反映的關懷情境，有老師提出看法：

珍愛得到的支持，是來自教她識字的老師，及處境同樣悲慘的夥伴。老師教她無論在任何處境下，都不要放下她的筆，「寫下來，寫

下來。」其次，珍愛得知夥伴的遭遇後，釋放了關懷他人的能量，同時也幫助了自己。（某通識教師）

在書中珍愛發現她的閱讀成績是2.88，她問老師那是什麼意思，布老師說就是個數字罷了，並且告訴珍愛沒有數字可以衡量妳在這兩年的進步。讓我覺得我們即使每天被困在數字中，我們對學生的關懷還是可以超脫數字。（某通識教師）

我在讀《珍愛人生》時比較專注在布魯蕾恩老師怎麼帶領珍愛的部分。也許是我自己設定要在書中找到關懷的主題，我看到兩個可以對照的角色，一個是布魯蕾恩老師，一個是提供她社會福利補助管道的社工人員，她們兩個對待珍的態度可以作對照。社工人員是真正能讓珍愛獲得物質幫助的人，可是為什麼珍愛很不喜歡她的態度，是不是社工人員的態度有什麼地方可以更好，還是因為社工人員每天要處理那麼多悲慘的人事，她已經職業化了。是不是因為職業倦怠，讓人的態度在專業化下，顯得缺少真正的關懷呢，這是我們都應該反省的。（某通識教師）

對於閱讀、書寫與課程安排的可能性，與會老師們也提出一些建議：

　　書寫是很有用的，對於自己親身認知的事情，藉由書寫展現，不管是不是真的展現，但寫下來是可以療癒的。如果提到護理教學的應用上，護理的教學好像比較不是要求學生寫下什麼東西，加上現代大家語言應用的精準度越來越弱，所以思考是不是在護理課程裡試著放進書寫，常常讓學生練習寫一段，也可以改善學生組織架構的能力。（某護理教師）

　　珍愛從文盲跳脫到非文盲的狀態時，能力就差很多。以前支持她的範圍就只有父母、社工，可是看起來都沒有好人。甚至學校的老師、同學，都不是很成功的支持者，只是一個錯誤的範例，讓珍愛無法超越。但能閱讀後，珍可以找到像《紫色姐妹花》那樣的書來作為自己生命的指導。回到現實，我們的學生不是文盲，但如果我們只給他專業知識，沒有角色典範也不能長久。如果能有像文學閱讀經歷，讓學生在面臨人生抉擇時，所發揮的作用，可能比我們反覆教導的技術還要大。（某護理教師）

　　寫作對珍愛來講也許是摒棄過去創造新的自己，對我來講還有反思始終存在的經驗，而感到這個經驗對自己來講是很寶貴、很精彩的。而且改變我的態度。吳祥輝在《芬蘭驚豔》說「知識不是力量」，「態度才是力量」。透過寫作可以改變我們的人生態度，重新建構新的自我，那個新的自我是態度的改變。我覺得我們的課程應該

要加入一些人文的閱讀，學生從閱讀和寫作中，慢慢改變態度。（某護理教師）

（三）人與社會的關懷

第三次讀書會以「人與社會的關懷」為範疇，閱讀文本為顧玉玲《我們——移動與勞動的生命記事》（印刻），由護理系吳淑美老師導讀。本書記錄幾名菲律賓移工在臺灣的故事，為身為「我們」的讀者打開一扇窗，看見那些其實與我們在同一空間進出，卻被忽略並受到種種不平等對待的移工們，讓「我們」有機會思索和反省。與會教師提出許多書中所呈現的關懷面向：

這本書很好，作者文筆非常好，都很有故事性，那種故事性讓我們讀的時候彷彿生活在他們當中，也有達到透過閱讀產生關懷的感覺，認識了另一個世界的人。（某護理教師）

這本書中提到的異國婚姻阿溢和密莉安，密莉安的婆婆對自己兒子娶外國媳婦這件事的態度讓我很感動，她說：「咱攏是艱苦底做起來的人，知咩出門在外的辛苦。」「做人，我沒在分臺灣外國啦。雖然是外國仔，就是有困難才來臺灣討生活，咱就要更加疼惜。」（p.35）這婆婆就很有平等的、互相關懷的精神。（某通識教師）

對於我們如何與移工相處的部分，與會教師有許多也分享了自身

的經驗與看法：

　　我在實習場所遇到很多外籍的工作夥伴，我願意稱她們是工作夥伴。有學生很有興趣去訪問外籍照護員，她們已經在臺灣三年了，語言表達能力不錯，學生們分享訪談結果時，所傳達出這些外籍照護員心中的憤怒和委屈，有些和這本書上呈現的很像，感覺不是雇主的問題，很多是仲介的問題，態度很凶、強勢，措詞高傲。她們在母國接受很簡單的看護訓練，但當她們第一次看到照顧的長輩，吃東西噎到或翻白眼時，這些初來乍到的外籍看護員是不會處理的，這和她們當初學的照護技巧是不一樣的。但沒有人告訴她們要怎麼做，再加上語言不通，所以她們很苦悶，這些苦悶都沒有人關心，雇主仲介不斷對她們施以高壓、威脅。雇主常會說：妳要是不聽話，我就叫人家把妳送回去，讓她們很難過，難過沒有被尊重。這幾年看到護理之家的狀況則已稍微好些，不過還是有主管會認為她們有劣根性，不像表面上看到的。我看顧玉玲這本書的時候，深刻感覺到我們不也都在移動嗎？移動讓我們互相碰撞，就產生了故事；如果我們能互相尊重，了解彼此的故事、尊重彼此的文化，我們會更圓融。這書讓我去反省，有時候強勢是學來的，我們覺得自己是高人一等，那好像是學來的，整個社會架構，教我們好像就是要這樣。這一群工作夥伴她們的無助好像也是被迫學來的。因此我們要學習的實在太多了，包括包容與關懷，都是重要的課題。（某護理教師）

　　這本書提供我們一個看待外勞處境的機會，雇主也是需要學習。
這本書讓我們看到，每個弱勢的處境可能不同，怎麼樣能夠將心比
心、包容看待，協助他們有更好的適應，是我們從中看到的。長期為
受照顧者把屎把尿，其實壓力也是很大，但現今社會又沒有什麼人願
意做這樣的事，勢必一定要用外勞，外勞來了後，我們要善待，把他
們當成「人」看待。如果有一些很好的雇主，也應該被提出來。（某
護理教師）

　　外勞如果是一位居家服務者，他來到家庭裡扮演的是什麼角色。
書中提到一段話讓我感受深刻，就是有時候雇主要把家人這種關係先
拿走。你不要告訴我他是家人，你一方面告訴我他是家人，可是只是
想利用不要計較工時的看法，但另方面又把他當奴僕對待。所以對於
外勞角色的問題要釐清。今天如果我們定位他是居家服務者，而且有
正式的工作時段，可能雇主會退一步，不會予取予求。他（雇主）不
能以家長的態度出現，他必須以平等的勞雇關係出現；從家長與晚輩
的關係，轉換成一個對等、比較有保障的關係；像書中提到逃跑的外
勞，可以拒絕雇主要求她去擦很高的窗戶。但你住在一個人家裡的時
候，很難產生平衡的關係，例如像把屎把尿這樣的工作，我們可能不
尊重他工作的專業性，好像這工作只是我不做，大家都會的，這樣就
不會對人家有專業上的尊重，這時可能就會歧視對方。（某通識教
師）

　　我享受聽大家的分享，像從行政上如何處理，從仲介的角度、職前訓練、工廠的輔導員，帶實習的經驗、從當作家人的角度等，其實那不是家人，那個「當」字就很有問題。我在實習場所遇到有位外傭，語言溝通有問題，可是當我說她語言有問題時，其實是用我本位的角度來判斷她，是她不會講國語而已。我們說她表達能力不錯或不好，其實是用我們本位主義來判斷別人。好像講中文才算好，不講中文不算好。（某護理教師）

　　如果我們學生在到醫院實習前，能接觸這樣的書，在工作場所中學習怎麼樣，把她們當一個人對待。而且不一定到醫院，平時在公園裡我們很容易看到陪伴我們老人家的就是這些移工。在書中156頁我們看到顧玉玲跟一個在公園坐著輪椅的老太太說話，老太太說她們說菲律賓話：「聽不懂，太吵了。」。這時出現了一個資深海外移工瑪莉亞，她直接蹲下來跟老太太說：「阿嬤，我愛妳。」、「阿嬤，高興一點。」。然後作者寫道：「那個閉著眼的白髮老太婆，眼淚就流了出來了，像是一百年沒有人問候她、親近她。」可見，她要的是照護她的人，可以愛護她。這種照顧者和被照顧者的互動，也許是我們學生可發揮之處。（某通識教師）

　　文學作品，可以引領人們進入各種不同階層的人類社會。作家所表達的人性關懷，能擴充護理人員了解病人的能力。文學閱讀，不但

觸動人文省思，引發人文思維，文本細節的討論，更能喚起內在的感動能力，增加愛與關懷別人的勇氣。

　　關懷的能力與態度是專業的依靠與理想，需要師生長期努力，師者要不斷提升自我的人文素養。「文學閱讀與關懷倫理」社群，便是因應而生的教學支持團體。參與社群的教師在精進教學品質、提升教學成效，以及在主題性教學增能方面，都有許多心得與收穫。在課程規劃上，將關懷倫理議題融入國文、中國文學專題賞析、臺灣社會與文化、心理學、生死學、安寧緩和護理等課程中，強化合乎關懷倫理的專業知識和技術。教師透過以身作則、對話、實踐與肯定的方法，創造關懷的教學情境，發展與維繫關懷倫理的師生關係，不但強化學生學習成效，使學生感受到人文學的「有用性」。在未來就業，面對臨床工作時，發揮更具關懷倫理的照護，以實踐專業的理想。

二　「護理與藝術研究」社群

　　藝術人文特質的培育是一生之志業，學生在學期間若能在專業訓練中加入藝術的元素，除了會讓學生學習更充滿樂趣外，同時也兼具培養藝術人文特質的效能。教育的目的是全人的培育，不能侷限於某一專業，還必須有人生內涵的豐富、生命價值的肯定、倫理道德的提醒，以及對人關懷的重塑等多方面的努力學習。

　　藝術人文教育，在護理專業更有其必要性；良好的藝術人文涵

養，甚至更能幫助學生面對多變、多元的工作及外界環境。「護理與藝術研究社群」試圖在護理專業課程融入人文藝術單元、人文藝術通識課程融入護理專業，期待達到以下目標：1.精進護理專業外，同時提高對藝術欣賞的品味。2.涵養學生具有基本欣賞影音藝術之能力與興趣。3.培養學生對護理專業及藝文訊息的敏銳度，學習善用資源。4.強調人文素養之特質，以鼓勵多元性向之發展。5.辦理藝文活動，提升學生藝文涵養。6.參加本社群之教師，經由合作編撰教材，建立教學合作之基礎，精進教學品質。7.通識與專業融合之課程設計，提升人文與專業素養。

因此，社群教師從「護理與造形藝術的對話」、「護理與聽覺藝術的對話」、「護理與想像藝術的對話」三項主題，進行跨領域知識交流與合作，增進護理專業教師對人文藝術與人文藝術教師對護理專業的認知，以提昇教師實務性思考與實用性思維，以設計出最適合學生的教案，讓學生得以提升藝術欣賞的品味，不但可以陶冶性情、品味生活，未來在職場上更可以樂在工作、享受人生。

（一）護理與人文藝術的對話

社群教師在搜集議題資料的準備階段，即採取護理教師與人文藝術教師合作的模式。例如，教授藝術課程老師，與教授急重症課程老師負責蒐集造形藝術，與相關疾病護理資料；教授音樂課程的老師，與教授精神科課程老師負責蒐集聽覺藝術，與相關疾病護理資料；教

授文史課程老師與教授安寧護理課程的老師，負責想像藝術與相關疾病護理資料。各小組教師們，整合所蒐集資料，並討論出成效檢測方式後，向本社群所有教師，進行專題報告及討論，用以規劃教材撰寫方向。

　　經由人文藝術教師與護理教師對話的結果，共有2門藝術課程融入護理專業課程。2門護理專業課程融入藝術題材，例如：完成「精神疾病與藝術」與「音樂與護理」的教材，以及「老人健康與用藥」課程，以繪畫作品及雕塑作品，引發學生對長者的觀察，引起學習動機與興趣，並引導學生討論「老年」、「老人」、「不同性別」、「性」的關聯，及一般的迷思。

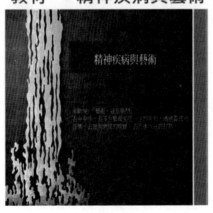

護理與藝術社群成果－發展護理與藝術教材

教材一　精神疾病與藝術

教材二　音樂與護理

100.11.23. 護理與藝術研究社群

音樂與護理

報告內容：

■ 音樂與歷史、老人護理的對話：蕭雅玲、杜慧卿

■ 音樂與護理的對話：蔡明玲

（二）藝術作品在護理教學的應用

在藝術的課程中，讓學生觀察達文西名畫「蒙娜麗莎的微笑」，除了從藝術的角度觀察它的美感外，同時引發學生觀察畫中主角，疑似患有何種疾病及如何護理；以孟克的名畫「吶喊」引導學生觀賞後現代作品，並討論「精神疾病」、「失眠」等疾病之護理。藉由護理與藝術的跨領域對話與交流，不僅對於護理與藝術有更深入的了解及掌握，並提升教師對於護理教學與藝術結合議題的知能，有助於日後護理人文教學內容的修訂。

社群教師經由合作撰寫教材，建立教學合作之基礎，提升跨領域教學知能，了解藝術的呈現，是文字外的另一種記錄歷史的工具，透過相關的連結與護理結合，除了能激發同學的上課意願與學習成效外，並能發展更廣泛的思考角度。

三 結語

從人文教育的觀點來看，如果在護生實習的階段，教學單位能提供護生更多的心理支持系統，包括：紓解護生面對病人的壓力、培養以人為中心的照護精神，經由文學藝術所提供的他者處境、苦痛，提升護生觀察、分析、同理與自我省思等人性化照護的核心能力。此亦使護生在實習階段，即養成追求人文生活，與實踐人文精神的習慣，建立重視心靈超越物質的價值觀，如此一來人文精神才能在護理教育

中啓動、扎根並落實在醫療情境。

參考文獻

戴正德(2008)・護理自我認同與價值的強化。*臺灣醫學人文學刊*，*9*(1/2)，59-64。

林遠澤(2007)・從醫學技術主義回歸人道關懷如何可能？試論醫護人文教育的關懷倫理學基礎。*哲學與文化*，*34*(9)，61-86。

第六章

跨領域教師社群——深度訪談與回饋

葉美玉

一 教學觀摩示範教師之個別訪談

透過跨領域種子師資，參與人文教師培育工作坊，經由教師社群的對話平臺激勵及反思刺激後，所激發的人文思維與人文關懷的涵養，再回饋至實際教學過程。此過程亦舉辦種子教師教學觀摩，再以深度訪談教學觀摩示範教師，對參與工作坊的回饋，作爲人文教師培育工作坊的成效評價。

教師個別深度訪談結果，經內容分析，教學觀摩示範教師對參與工作坊的回饋，包括：重新獲得能量、激發護理課程結合人文的思維、教學與生命經驗的淬礪、人文是小而美的一股清流，結果詳如下述。

（一）重新獲得能量

示範教學教師認爲，護理專業是需要人文共同建構的，尤其透過

工作坊社群之參與，讓此教師覺得這是很棒的經驗，因爲可以與非專業師資對話。在過去校園中即使與通識教師見面，彼此認識不深，至多爲點頭打招呼，因誰也不清楚對方的知識底限，也如同通識教師對護理專業是遙不可及，難以接觸及理解。然而，有了工作坊，讓這群護理與通識教師彼此認識與對話，不僅學到教學技巧，同時可以展露護理專業的眞實樣貌，讓通識教師能了解，也使護理教師在此過程中感受到快樂及重拾過去對文學與藝術的興趣。

示範教學教師描述：「我參加的經驗是很過癮的，可以跟一些非專業的人對話……可以學到非常多的教學技巧，然後我覺得非常風趣，因爲有對話的機會，我們可以適時展露我們專業的眞實面貌給他們知道，我突然覺得自己更快樂，且又重拾自己過去的興趣，好比說我對歷史的興趣，以前很喜歡，我有一段時間學畫畫，很喜歡看畫展，可是後來不曉得爲何這些習慣都沒有。但是透過藝術社群，老師會帶我們看藝術作品，分享藝術創作，我就覺得這些事情很開心，很開心，好像自己重新有一些能量的感覺。」

（二）激發護理課程結合人文的思維

示範教學教師認爲護理專業需要時間累積及護理與通識師資結合，才能融入人文素養與提升學生的學習興趣。爲何有此觀感，其述說有兩個論點：1.時空同步感動學生；2.護理人文結盟，善用素材與技巧。

1. 時空同步感動學生

護理是專業，但專業也是需要時間累積，教師本身除需有臨床工作經驗外，亦應不斷求新知，了解臨床或所照護病人的現況，由照護中累積專業知識與技能，由教學中引用所累積的知識與經驗去感動學生。

示範教學教師這樣說：「你要我獨自去上護理人文的課程，我覺得我沒有辦法辦到，因為坦白說，既便對於護理專業，如果沒有時間累積，我覺得我很難跟我要教的學生，我沒有辦法跟他們在同一時空，就是說，我覺得是說我真正自己的事，我可能沒辦法打動他〔學生〕。」

2. 護理人文結盟——善用素材與技巧

示範教學教師提到，有關人文素養部分，覺得有被滋養是值得欣慰之事，然而針對課程上，認為目前自己能力有限，若能有護理與通識師資結合的學群，或許成效會更好，抑或種子師資利用一些技巧於課程中，也是可行之事。例如，在工作坊中，一位通識教師於護理與歷史社群課程上，利用世界三大男高音合唱作為課後結尾讓他印象深刻，雖是不相襯的題材，但也不失學習上的樂趣，此方式激發示範教學教師思考，在專業教學上是否要按部就班一成不變的教法，能否有跳脫題材的當下刺激，以增進學習者的興趣。

　　示範教學教師分享到：「人文部分，我很開心我被激發……我很開心我覺得我的感受度，還有我的經驗歷程不夠豐富。假如一個課程，我沒有辦法一個人上，我個人會覺得，護理跟通識老師能夠結盟，有這樣類似的學群也好，課程設計也好，我個人認為是較理想的。但是被滋養的老師，有沒有可能利用一些素材，在他自己的課程當中，或只運用一些技巧，我覺得還是有可能……我看過歷史老師，他怎麼展現歷史內容時，他會在最後放三大男高音的音樂，本來覺得在我們專業來講是很跳的，因為你覺得那個不是搭乘的題材……我後來發現，歷史老師在玩這些技巧，他是非常輕鬆，他就只是覺得要提升大家學習興趣等等，這件事讓我蠻有一些想法。」示範教學教師認為，目前個人於專業上可否如此運用類似技巧，因所參與的工作坊中只有一學期，被滋養的能量仍顯不足，較贊同護理與人文結盟的方式進行。

（三）教學與生命經驗的淬礪

　　示範教學教師提到在準備教學觀摩上，他初始是緊張的，但慢慢沉澱思考後，認為所觀摩的是授課已久的「生死學課程」，且此課程本身就是人文素材的教學。因此，由工作坊中學到通識教師之技巧，讓他在教學策略上有改變，與以往有些差異，上課時的壓力減少許多。在課程中揭露自己真實經驗，也多給予時間讓學生去分享去感受。示範教學教師認為有了「教學歷練」與「生命歷練」的淬礪磨練

後，在授課中應能展現不一樣的教學特質。

他說：「因為我教生死學，所以你總有一些題材能夠幫助學生理解，有一些學生有經驗，有一些學生沒經驗，所以在準備上課內容中，常常必須區隔開來……當然，我自己有一些親身經驗，也許我在描述故事的時候比較生動。你跟我說，這些資訊……到底跟我人生歷練……有沒有關係？我想對於我來說是有關係的……所以，我覺得生命當中的一些經驗很重要，老師的反思很重要。」、「我不能否認，上個學期的一些滋養，可能讓我偷偷學到一些通識教師的技巧，或者說有一些不一樣的體驗或觀感，所以它可能讓我的教學策略上也許有點不一樣。」

（四）人文是小而美的一股清流

示範教學教師有感而發，在學期中的社群滋養是愉悅的，且彼此惺惺相惜與相互取暖的感覺值得回味。雖然現實的環境無法全面性推動護理的人文教育，但學校以此小規模的社群方式進行，持續滋養有心的教師及永續經營這樣的理念，可如清流般在學校存在著，小而美的方式去醞釀，讓更多有心的教師加入及貢獻所長，相信在未來，會有不一樣改變的期待它發生。

示範教學教師說：「我不認為學校能夠把這件事做到全面進行，可是我對學校老師有信心。我覺得上一次滋養歷程中，就是邀請一些老師，邀請他跟你一起訪談，請他接受你的訪談，我發現有心的

老師很多。所以，如果今天要推動人文，我認為應該有很多老師願意……，的確從很多老師訪談內容中，他們說到，考照掛帥等等，所以我覺得要專業那樣強勢之下，人文可能只是一股清流，而且甚至只是小小的力量。如果是這樣，我會覺得在我們學校，就用這樣的方式來進行，它可能是小規模，像清流一般在我們學校存在著，這些有心的老師一起努力。」由此次示範教學教師的訪談得知，護理的人文教育是需要有心者的參與，且能夠由一系列的相關人文培育中彼此滋養與激發思維，讓這股清流持續流動著，不僅受惠的是教師，獲益的更是學生內在人文關懷素養的培育。人文教育是師生皆能彼此分享與感動的。

二 人文教學觀摩課程的學生學習回饋

上述人文教學觀摩種子教師，以生死學課程的「生命力」單元作為人文內涵教學案例，種子教師共教授6個班級，因而蒐集該門課程「生命力」單元的護生學習回饋單，共293份。

其中，有280位（95.6%）學生同意此單元，能提供護生發展「生命關懷」的敏感度；262位（89.4%）學生同意學習此單元，能協助護生體會病人生病的感受；264位（90.1%）學生同意透過學習單的書寫，能幫助體認生命的不同觀點；261位（89.0%）的學生滿意本單元的教學策略。

　　由上述學生的回饋分析中發現，九成左右的學生，透過人文內涵的教學，提升生命關懷敏感度、體會病人生病的感受，對生命有不同觀點。

　　此外生死學的「生命力」單元，亦安排「企鵝寶貝」影片的剪輯片段，引導學生思考「傳承」與「挑戰」。於單元結束後一週，蒐集277位學生學習回饋與反思，進行內容分析。在學習單中的分析結果發現，看到學生真誠且忠實感受，包括：1.能由他人的不幸中，看見自己的幸福；2.反芻回饋報親恩；3.在經歷失去自信與快樂，透過課程活動與反思，突破失落，建立心理腳本等。

三　社群參與教師之深度訪談

　　深度訪談社群參與之教師，以通識中心教師為例，其參與文學閱讀與關懷倫理、護理與藝術、護理與社會、護理的古往今來、護理與人文研究社群，提出參加社群之心得感想，訪談資料整理與歸納如下。

（一）對談中激發思維

　　社群參與者來自護理系及通識中心教師，召集人是各依不同專長主導相關社群，且在社群活動排程中，安排專家進行專題演講，或是商請某專業領域的教師協助主持活動，由當事者分享心得或新知。

　　對於參與社群成員之教師之一，有時會以一位旁觀者觀察其中之互動或參與之間的對談，這樣的過程讓參與社群的成員獲益良多。例如，受訪教師提到：「對於主持演講的老師們，都是他們長期投入，特別有心得的部分，我們可以很快進入老師們研究的菁華，這點來說很可貴。每一次活動，召集人都安排對談老師，例如某次對談，大部分由護理系老師擔任，我做一個社會與護理中間的觀察者或是旁觀者而言，又有一個新的激發，護理系老師針對社會學這些議題提出切入點，甚至是疑問，又刺激了我兩個不同領域的思考……可能是我的位置是一個參與者，因為我自己還有參與別的社群，我覺得我做一個旁觀者成分較多一點……光是觀察或參與吸收的時候已經非常豐富，這是收穫。」

（二）教學策略之應用

　　對於未來社群應該再如何進行或精進，受訪教師提到當參與社群之教師對話後，需再經過沉澱，並去思考課程上如何展現，既為實作教學應用。日後之社群仍需再對話，或是再有深度之對談，例如教學運用之對話或人文課程設計如何展現等。受訪者認為，深入對談如何教學，可給予參與者再刺激與沉思，以回歸到個人專業領域去規劃教學與實作的面向。例如受訪教師提出其見解：

1. 教學心得交流

利用拍攝、記錄，或學生能參與教師成長社群等，互相刺激與提攜，亦或師生間教學相長，日後有助於護理人文教學之應用。受訪者提到：「我覺得還是有些老師的教學心得交流，在交流過程，他可以用不同展示方法，比方說他自己拍攝他上課情形，或者他做一個上課情況之紀錄分享……還可以把學生帶進來老師的成長社群，學生也慢慢進來觀察或意見提供，畢竟他們是主要我們教學的對象。」

2. 累積個人實力

受訪教師認為在護理人文教學上，教師成長社群是個引信，透過對談、沉澱、教學心得分享之刺激思考，在教學策略及教材蒐集與規劃上，仍需自己下功夫，為自己收集實力，如教授護理科系之學生，教師除擁有個人專業領域外，尚需蒐集有關護理專業的資訊或新知等教材，以帶入課室教學中。此為個人源源不絕的能量。受訪者說到：「以積極面來講，還是可以刺激教學本身自己蒐集，比如說我可比以前更進步，我在蒐集實力，因為我自己教學理念，在通識教育裡，我還是堅持自己專業部分要傳達，傳達的過程，我所使用的實例，解說的時候，我可能要考量到受教者的背景……我可能舉的例子就要跟醫護有關的，比較能夠使學生有一個經驗的回應，或是未來〔職場〕的想像……我在舉例子時，不再只是侷限文學者與醫護的觀察，因為社

會學的部分要進來，我開展了一點，我舉例子時，不要把社會只侷限在醫院或醫療體系……閱讀的文本就不一定侷限在文學作品，我也會考量從好的新聞報導，甚至可以帶入學生從文字敘述能力方面判斷問題的敘述點。」

3. 跨領域教學及師資相互支援

受訪者提到護理人文教育需突破制度面，以跨領域教學方式相互支援，師資不僅可互相協助，亦可促進教師終身學習與自我成長。此跨領域學習之精髓亦能傳達給學生，新的課程、新的學習方式或教學方法，師生間皆可被滋養，如此可帶動風氣，讓教學更精進。「我想過去有些老師這樣做，他可能在文學課程裡面請精神科教師與心理學教師，一起看一個文本，這樣的交流，好像把社群的活動放到教室裡面，帶領學生來參與，我覺得這樣老師都會成長的……我想社群人的理念，可能要跟自己落實，去說明希望在課程面能夠怎麼樣，大家自己融合，從雙方面入手，這邊成長出可能的新課程，或者是學程等等，實際上老師教學已經開始帶入新的或不同的教學方法，未來學生也慢慢在滋養，整個風氣的帶動會容易些。」

（三）人文關懷仍需有喘息空間

護理人文的展現應先由涵養獲得能量，當日後進入專業職場時，才能長久從事照護工作，而不是讓學生陣亡離開職場。因此，受訪者

認為護理人文不是課室教學談論即可傳達理念或行動展現，是需由日常生活中去體會的，如學生的服務學習課程是理念很好的人文關懷。專業的付出與人文關懷展現是動力的轉動，現今之護理需跳脫先前犧牲奉獻的觀念，而是要讓護理人員知道他／她們仍需要有喘口氣的時間，這是基本的供給與滋養，如此才有動力持續走下去，未來這也是在護理人文教育中應傳達給學生的理念，當學生進入職場生涯，面對壓力、挫折與挑戰時，才能有正向思維與能量做好照護工作及關懷病人。受訪者說：「只要是人就應該有一些涵養，如果護理科系學生有這樣經驗的話，他就帶一個完整的人的涵養，進入他的專業，不要說他特別關懷，至少他沒有很快陣亡，喪失這個部分。不能一直給護理科系學生覺得我們要有人文，我們就是要這樣，〔人文關懷〕那是需要體會的。之前，我們文學社群有請鄭美里老師來講，她提到德蕾莎修女，雖然她犧牲奉獻，因為她是天主教，每天有固定兩個時間要停下來禱告，我覺得我們沒有任何宗教信仰，每天就忙到連停下來喝杯水都覺得太〔浪費〕，我覺得犧牲奉獻也是要有基本的供給，要給他／她有一個可以喘口氣的時間。」

四　參與社群教師之訪談回饋

　　透過教師成長社群成立與滋養能量的供給，未來這些護理人文教種子師培育上，應如何規劃或思考，受訪者的觀點如下：

（一）課程豐富性加強與真正實踐

　　受訪教師認為在師資培育上，反觀這一年之教師成長社群成立與能量滋養，其滋養仍顯不足，除課程豐富性不夠，尚無法有完整一系列性的人文課程內涵設計外，應需再落實於教學實務，且從校園走出去，不再置身事外，如關心學生日後職涯的問題，也是人文關懷的展現。他提到：「我並不認為我們沒有準備好，而是我們已經進行到這個階段，下一個階段也許是，課程也許還不夠豐富，不夠完成護理人文內涵，我想很多前輩及研究成果也告訴我，真正去做才是發展的開始……我覺得教學要做下去，我們也在這兩年的過程，感受到護理人員，不是變化，而是被注意到，或是整個醫療系統的問題，因為我們有這樣的滋養與團隊，我們也感受到校園裡教學不再是置身社會之外，我們會去觀察、修正，我想本身也是一種人文關懷，在整個教學我們也關心學生進入護理職涯過程會遭遇的問題，就差怎麼上課而已。」

（二）透過社群凝聚課程理念

　　社群除了對談、啟發思維外，在未來教師應是由社群中，互相討論一致性之教學策略或教學設計，此時的重心不再是對話而是討論，是深入與完整的討論，可凝聚共識與理念，亦能達到情感交流，對教師是教學的精進成長。受訪者說：「現在是跨不同的院，可能這方面

需要透過社群會比較健全一點……一開始就把它當成課程教學設計所必要的條件都寫好，逐步，每一次開會就完成四分之一的成果，最後把它變成一個符合學校要求的成果報告……我覺得既然是護理人文，護理其實是哲學，一個照顧人的工作，我覺得這個滋養，最後是情意方面，我們這些護理老師除了定期討論課程教學，還要情感交流聯絡情感，本身也要進行關於人文藝術活動，也許可以從裡到外都是人文精神的體現。」

　　現今社群的教師，最終需回歸到課室教學，護理人文除教師對談與課程設計討論外，實際面是運用到學生教學課程上，才能啓發學生反思與重新看待護理與人文關懷的精神。受訪者分享以下觀點：

（三）成立護理人文學群

　　在護理人文教學上除教師成長社群之滋養與協同教學外，對於學生如何傳達人文素養理念與培育，受訪教師認爲成立學群且與結合他校之師資／資源，可提升教學效果，是可行方案。例如：「參考各學校醫學人文之作法，可能在學生安排上，加入通識課程比較濃的課程，比方文學、藝術、哲學，在學程中這個學分可以抵通識學分……如果這個課程不足的話，可能剛開始起步就是由外面專家支援，慢慢去技術轉移，先依靠外面專家學者，或者上課方式如何突破現有的課室聽講之外，再來有些課程是不斷有外面專家投入做這個安排，也會有近程、中程安排，臺灣的所有大學，最後還是要資源互相交流，不

然自己學校發展，效果不會很好，學群的概念，理想上是可以走得很寬廣。」

（四）舉辦全國性護理人文競賽

受訪教師認爲護理人文教學除了先以學群開始外，再者可模擬各護理學校舉辦全國性護理實務比賽方式，舉行護理人文競賽，由學生實作或以演戲方式，透過未來職場之想像或臨床實務實習案例，思考如何去展現護理的人文關懷，透過此競賽活動，也是校外教師與同儕生間對話與反思機會。受訪者提到：「我想到我們有什麼機會，辦個小小比賽，或是課程裡面讓學生自己去拍，講中文或本土語言，你認爲護理人員應該如何展現他的人文關懷，看幾個單元，社會關懷或什麼的，也許是用演戲方法，他去想像未來職場的情景。我覺得我們學生很有創意，他要演戲，活潑度很夠，也許他們呈現這些，也是一個師生或同儕之間對話的話題。」

護理人文教育對現今臺灣教育而言，是當務之急，在過往教育或護理照護工作中，關懷與人文素養是情意中自然流露的，是生活的一部分，但現今的護理教育，已演變成要特別爲學生啓發護理的人文教育，是社會價值觀轉變，抑或學生與教師關懷素養已隨時代變遷流逝？要如何尋回這生活中原有的情操與素養，或許護理教育應不再如受訪者所說的，犧牲奉獻之壓迫感，而應是在這科技時代中，讓師生彼此都了解及體會，護理的照護工作是關懷，但仍需要喘息的時間，

才能有源源不絕的能量持續走下去。

五 社群召集人的訪談回饋

本階段依據第一年的研究結果確認人文教育的內涵後，以「關懷」爲核心素養，運用「社群」的方式培育種子師資。以「社群」爲運作的方式主要是由於人文課程著重情意的引導與反思對話的進行，而過去專業教師與通識類教師難有跨領域對話的機會，因此藉此機會，得以招募志同道合的教師共同參與，除可補足以往各自爲政的不足外，更可促進教師們彼此對話、相互學習、增進彼此教學領域的了解，並提升教師教學和引導的技巧。

依計畫共組成5個社群，有34位教師參加，分別爲「文學」「藝術」「歷史」「社會」與「護理人文」。除社群進行中跨領域教師互相對談與反思的紀錄之外，亦蒐集社群主持人及參與者的訪談做成效評價，以下以「文學閱讀與關懷倫理」社群召集人爲例說明。

談到如何設計社群活動，並結合及促進跨領域教師的對話，受訪者（召集人）主要皆以自己熟悉及能夠掌握的範圍來設計架構，「文學閱讀與關懷倫理」社群的召集人專長是文學，對於媒介的選擇，受訪者（召集人）說道：

共同的文本可以作爲媒介，讓護理和通識的老師，基本是對話，

再來是了解彼此不同專業之下，對同樣一個文本的看法爲何。……文
學包含聽説讀寫，我想從閱讀方向先進去，……讀一個文本，可以討
論的面向很多。

　　對話的媒介除了有形的文本之外，召集人居中所設計進行的活
動，則是誘使不同領域的教師「對談」及「反思」的催化劑，在「文
學閱讀與關懷倫理」社群中，召集人選擇了儒家思想與關懷倫理相關
的論文和文學作品，由於文本的分量不一，對老師來講，短時間內除
了閱讀還要消化，可能會是負擔，因此召集人安排「導讀」人，導讀
人不一定是文學專業背景的老師，也有護理老師，召集人認爲：

　　導讀很有趣，不一定是要學文學或什麼，導讀人可以帶出不同的
面向，導讀的工作〔是協助某些老師〕，雖然沒有時間把它〔文本〕
讀完，可是參與的老師都有基本概念，對文本的認識，〔經過導讀〕
之後還是可以參與討論對話，變成對一些老師來講，他可能來不及做
文字閱讀，變成是聆聽閱讀，甚至可以在對話中慢慢掌握到文本的大
概方向，或是我們可以討論的面向，可能他事後再去閱讀也是另一種
閱讀方法。

　　透過這樣的活動設計，召集人觀察到參與社群的老師們的經驗開
始交流，有了新的認識：

在對話當中，會討論到可能有世代的差異，我們不能接受那樣的〔文本〕描寫內容，在我們討論中，也有老師反應現在的學生都見怪不怪，他們會覺得類似文本那樣的內容沒有什麼，也有老師反應他也開了眼界，原來學生看的東西是怎麼樣，而我們是怎麼樣。

換言之，文本的閱讀不僅促進老師們彼此分享觀點，更透過不同領域的教師的觀察，體會到學生多元面向的展現。

當然社群活動也對召集人自己產生刺激，其中之一是在自己的教學上「責任感提升」，召集人覺得：

我們有一個責任，還是要告訴他〔學生〕，經過這樣的課程以後，你有什麼改變，幫你找出來，不一定是54321的數字，〔而是〕提醒他，除了給他人文課程的滋養以外，還告訴學生你可以成長……要傳達給學生的是，你還是有潛能可以閱讀、感受，……你將來還是可以再繼續自己做教育工作、成長。

其次是「流動的同理心」：進推部有一些有工作資歷的學生身上，我看到自己的影子，我們告訴他一些理想層面的東西，他們的無力就反射到我們想要推人文教育的無力是一樣，我們會認為外在環境，上到下、下到上的層層問題，最後還是覺得如果都不動就永遠不動，永遠沒有開始，很可憐，……等於是老師同理學生，也讓學生同

理老師這個部分的傳達。

　　召集人在有護理工作經驗的學生身上看到自己，及聽到不同的聲音，體會到學生在職場上的無力，因此也產生「**教學策略的反思與改變**」：

　　學生在我的課程裡面，他自己能夠獲得的成長好像不明顯，感覺國文課還沒開始上，你就已經知道作文從小就不是很好〔還是不好〕，很好的人本來就很好，老師也不太能發揮功能，讓他繼續成長。經過這樣，我在教學上態度的開展，……可以自己發展一個屬於文科文學的檢驗方式，不一定要在教學，會把文學閱讀的經驗也傳遞給學生，班級學生數量可能太大，沒辦法做比較近距離或是平凡的對話，可能就會把班級變成（小組方式），讓他有一個擬社群的方式去形成小組內同儕對話的機會，授課老師要製造這種機會。……老師如何跟五、六十個學生對話？可能透過不斷的小紙條、回饋單的書寫，我覺得〔小紙條、回饋單〕不在多，……有可能同樣的東西會讓學生做不同角度的閱讀。

　　對於護理人文教師的培育，該如何繼續進行？「文學閱讀與關懷倫理」社群召集人表示來自自身及其他參與者（種子師資）彼此交流的經驗，認為即使透過社群得到滋養，但似乎仍缺乏自信並且行動上趨向保守。以本校為例，老師們可能只能在所教授的課程中的某個小

單元中實施，如果要全面包含縱向及橫向的重新整合課程，就會產生不知是否能真正完整的實行相關教學策略的不確定感，召集人說：

> 課程本身也是有機物，它們本身要怎麼長，也不是人為可以操控的，有它自己的屬性，或是課程的文化，這個系所的文化，或是這個專業的文化。每一個嘗試都會有很大的壓力，不知道會讓學生付出什麼，徒勞無功的感覺。

因此，假如要發展課程，或者運用課程繼續帶動護理人文師資的培育，以「拼圖接力完成人文教育師資」應是一個可行的方式，召集人建議：

> 每一個專業老師都應該繼續有人文的成長，自己成長的這條路走得比學生快一年、兩年的話，他本身帶給學生就是一個護理人文的師資。只是把它落實到課程，好像把架構〔做〕出來，這一塊要，這一塊哪位老師可以做，他自己吸收，這一塊完全沒有老師，只好請外面的專家支援。

「拼圖接力」的方式也可作為整合本校人文教育的架構，因為人文教育是多面向的，包含環境、整個生活圈、校園的生活，召集人說：

　　我們學校真的很有特色，就是全體學生住宿，會發現好像除了下課以後利用這個空間生活，滿足他的食衣住行，……我覺得一直綁課程，師生也會疲乏，如果在課外的時間也做其他的人文活動，比方我們護理人文的課程有文學、音樂、藝術、歷史這些議題，因為課程的設計不能夠太滿，讓學生負擔太大，所以雖然是四個單元，可是有一些相關性，可能抽取比較能夠結合的部分，來完成36小時的課程，……我覺得可以同時，或是這個課開成以後，把它加到課外活動操作。比方學生下課以後，再提供一些人文的東西。

　　總而言之，透過計畫以社群的方式建構跨科系教師互動的平臺，對所有社群召集人而言都覺得收穫豐富，因為可以認識不同背景的老師，就彼此的觀點和經驗對話，達到共學、反思和成長的目的。所有的社群召集人皆覺得如果能以社群的方式繼續經營，使初露新芽的人文教師滋養過程不致斷炊缺糧是最佳的，但也對整體教學環境充滿著不確定，因此要如何使人文素養新芽能在本校乃至專業環境生根、成長、茁壯，不啻為本研究團隊或是所有種子師資下一階段艱鉅且重要的使命。

六　結論

　　經由跨領域教師社群，進行種子師資培訓，結果發現，透過跨領

域教師社群的交流與對話，頗能激發教師們更多人文思維，樂於彼此分享討論人文教育扎根培育的教學方法；將護理人文，從概念層次或抽象層次，化為可落實的教學策略；除設計護理人文選修課外，亦整合專業與通識課程為護理人文系列性課程。理想人文教育師資需同時擁有專業及人文社會學科訓練，我們發現透過工作坊，招募通識領域與專業教師，組成社群進行交流與對話，利用此跨領域對話平臺，有助於護理人文教師的培育。

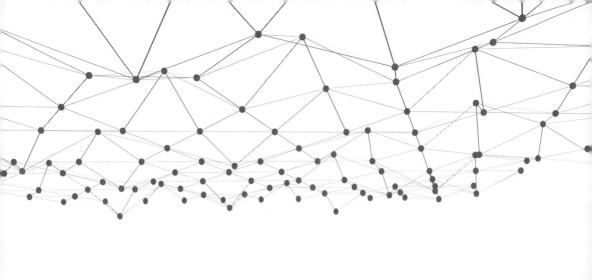

◆ 第三篇

人文課程設計

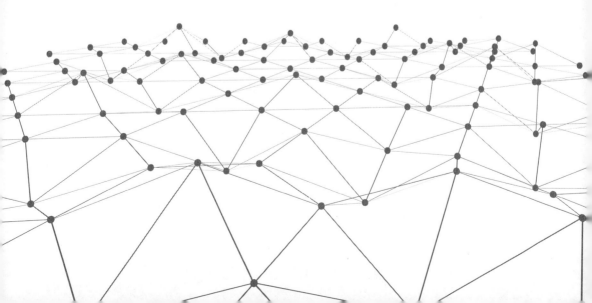

第七章 護理人文教學方案的發展與設計

葉美玉、廖珮君、宋素卿、呂雀芬

一 前言

　　護理教育應致力於提升人文素養，幫助護生具備理解與感受病人獨特經驗的能力，特別是在臨床實務中，面對病患需求的召喚，護理人員本身的情緒覺察與反思，必須透過課程，發展看見自己、看見病人「安身立命之所」的眼光，此乃啟動專業照顧關懷的動能。為能啟動護生這樣的反思，我們成立護生學習社群，以學生為主體，討論護生的人文素養如何養成等議題。學生們透過社群討論激盪自主學習活動的安排，讓學生置身於教室與臨床場域中，思索護理與人文位置間的關聯，進而啟蒙人文行動的實踐經驗，此乃以學生為主體人文素養培育的觀點，也期使護理人文教學方案的課程設計，能更符合護理教育與臨床實務所需。

　　教學方案的架構，係從學生本身的生命經驗出發，作為人文的啟發的起點；繼而探討護理人文的意涵，與臨床護理圖像樣貌的解析。再經由故事的敘說，灌注人文的元素，包括利用人文影像的滋養、被

照顧者的生命故事分享、以照顧者角色，現身說法人文關懷實踐的培養、最後由學生整理自己的生命成長歷程、臨床經驗回顧、探索自己對人文關懷的體會，以及如何實踐人文關懷。

■二 課程設計理念

　　人文是溝通工具，也是人類經驗與情緒表達的媒介，更是醫療照護者的基本素養。整合科學與人文學科，規劃具有人文本質的課程與教學，才能藉由人文的滋養，提供一個除了科技專業醫療現場的視野外，還能由人性觀點去審視與分析醫療照護的價值與判斷。基於對護理人文教育的使命感，戮力深耕護理人文素養課程的內涵與成果，人文素養在教育場域中應如何被啟發，以及如何被實踐，在護理專業中又如何成為潛在的核心課程，一直是護理教育急迫需建構的教育知識與行動。

　　本教學方案透過學生自主社群，探討護理人文關懷的資料，安排多元化的教學方式，運用自我反思、小組討論與對話等教學策略，提供護理系學生於未來護理執業生涯中省思的線索，增加人文關懷的廣度與深度。幫助護生具有理解與感受病人獨特經驗的能力，促使護理照顧過程更人性化，使其在醫療情境中能發揮人文關懷的精神，讓護理工作成為一門照顧人的藝術。

三　發展歷程

　　參與護理人文教學方案的學生們，都是一群未來的護理人，除了護理專業知識與技術外，臨床工作的技術與科技化，已經將未來的護理人訓練成標準作業的護理操作員，為使學生有一個人文關懷的視框與態度，本教學方案的設計，以學生自主社群學習計畫為起點，透過團體討論、專題演講與討論、人文活動體驗與批判反思的過程，建構學生們對護理人文思考的路徑，整理分析建構護理人文關懷課程的內涵與架構，並在護理系開設「護理與人文」選修課，開課二年已有153位學生選課。

　　教學方案建構發展的歷程，包括：

　　（一）召募19位自願參與社群的學生，經小組討論對話、反思作業、學習心得、及教師行動參與和反思，建構「護理與人文」課程，包括：人與土地連結的生命韌性、從敘說與故事中體認人的精神價值、我們需要現代護理典範等三大核心概念與內涵。

　　（二）以學生為主體作為起點，所設計的「護理與人文」課綱，首先讓學生從自身經驗談起，理解人的內在建構，堆疊出個人獨有內在精神與世界意義。最後由學生反思自己的護理人文關懷，每位護生帶著自己生命成長記憶，融合本課程進行過程，所灌注的人文元素，啟動與型塑學生，輪廓屬於自己成為現代人文關懷護士的樣貌。

　　（三）在102及103學年度日間部，及進修部護理系高年級（3或

4年級），開設「護理與人文」選修課，共開三個班級，選課學生分別為61位、32位、60位。其中32位選修學生是具有臨床工作經驗的護生。

（四）在本教學方案的行動與反思歷程中，我們亦建構護理人文教學方案課程的評量工具，包括護理人文教育實踐的評量、護理人文教育主題學習單、臨床實習經驗敘說與反思表單以及同儕質量評量，作為本教學方案之後發展護理人文關懷教學方案之教材設計、評量工具之依據。

四　課程核心概念

根據學生自主社群的護理人文關懷探討資料分析，我們發現護理人文關懷教學方案的建構，涵蓋土地連結的生命韌性、從敘說與故事中體認人的精神價值、我們需要現代護理典範等三大核心概念（如圖7-1）。

（一）護理人文教學方案課程的建構與內涵

本方案邀請不同學制的護理學生參與自主學習社群，以〈什麼是護理人文〉為主軸作為探討的核心學習。學生自主學習社群活動（如表7-1），包括：實地參訪八煙村落土地再生利用的變遷、探索講述生命價值差異的媒體素材、身為國際志工的服務信念等活動，加上小組的思辨討論與反思作業，讓研究團隊對於護理人文教學方案的教材，據以建構產生初步的概念。

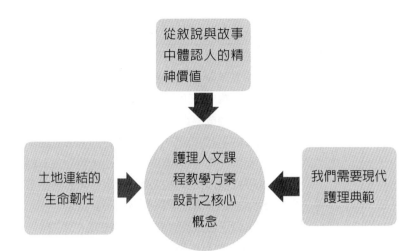

圖7-1　護理人文課程教學方案設計之核心概念

表7-1　護生自主學習社群的活動規劃

社群名稱	活動主題	執行方式
護理一家親	我們的眼光	以讀書會方式共同討論在過去實習經驗、文獻查找與社會時事中，護理與人文的元素為何？該如何找尋與實踐人文精神在護理專業中。
	唐氏症與生命意義	影片欣賞，片名《不存在的女兒》，描述一個瞬間的決定，卻造成兩個家庭強烈的對比。物質生活無慮但不能坦率面對的大衛，活得辛苦，而每刻都真誠勇敢的卡洛琳在多年後與大衛重逢，並告訴大衛：「你逃過很多心痛，但你也錯過了無數的喜樂。」這部影片訴說生命的意義，每個生命都有價值，不能放棄，要肯定自我，每個人都是特別、獨一無二的。

社群名稱	活動主題	執行方式
	人與環境的共存與關懷	藉由至金山八煙聚落校外參訪進行土地倫理探討，農事耕作與老人照護關懷體驗。當地居民年紀已過半百，體力不再，但以現有的自然生態以及一生練就的手藝成為當地特產，所以就算他們老了仍然有可取的地方，他們有他們獨特的生命意義；透過量血壓與他們近距離接觸時得知，有許多高齡的老人家子女並無陪伴在身邊，所以生活起居都是自己打理；雖然聚落裡居民們沒有子女的陪伴，但在大自然與其他居民彼此間的相互扶持，透過自己的雙手也能將生活過得精彩，其實人老了仍活得非常有價值。
	關懷，無國界	邀請無國界醫師分享國際志工體驗與感受，鼓勵我們勇敢參與國際、作夢、冒險之外，我們也學到了做自己能做的事，以前所學的知識及技能在將來的某一天一定能用上，小小的幫助對別人而言也許是目前最需要也最感激的事，我們也該對自己生活現狀知足，不要對任何事物都怨天尤人，找到自己補血的方法，當疲累時可以充電，也才能繼續自己的工作，最後共同探討服務的關懷與感動。
	護理人文焦點團體訪談 I	總結上述活動，透過焦點團體的訪談，讓我們深思人文關懷在護理工作上的意義與實踐方式。
	護理人文焦點團體訪談 II	與同學的實習經驗做一些對照，同學也分享在臨床看到的一些經驗，及有關護理人文的一些概念，護理人文我們提到用人文的角度關懷病人，同學覺得在臨床的環境，在操作人文關懷上容不容易，會遇到什麼困難，或有什麼其他給老師們的建議，尤其後續要開這門課，需要同學給比較具體的建議，來幫助未來的護理學生，可以在這部分有很好的成長。

社群名稱	活動主題	執行方式
護理談人文	討論	社群籌備會議，建立成員與老師情感及安排後續社群活動。
	參訪八煙農村	參訪八煙聚落，並更深入了解聚落的人文風情。向民眾做健康問診及測量血壓，並給予個別化的照護。
	生命關懷	戴醫師如何成為一位無國界醫師，過程的心得分享。及戴醫師分享到各醫療較落後的地方或國家服務當地居民、對人文關懷的看法如何與醫療做結合。
	討論會	藉由從活動的過程，分享從中是否有體會到人文關懷。及過去的臨床經驗，分享臨床上所看到的人文關懷，並自省是否有達成。
人文關懷，現在進行式	社群籌備會議	社群籌備會議，建立成員與老師情感及安排後續社群活動。
	影片欣賞：《護士當家》第一季第一集	藉由影片欣賞，探討臨床如何融入護理人文？在臨床上，當你資淺的時候你可能沒有辦法判斷什麼事你該做，可是當你已經有一些專業知識可以去判斷後，該做的沒有做會記著一輩子。用什麼方式去做？其實人文就是以人為本，人文關懷，關心你的病人，幫助你的病人選擇好的處置。這個專業越講究，越值得病人尊敬，護病關係才會好。
	演講主題：國際志工關懷文化與醫療學習	分享國際志工團到東南亞國家，服務關懷學習文化與醫療服務的經驗。

社群名稱	活動主題	執行方式
	電影欣賞：陳永旭醫學人文公益舞臺劇──重度海洋性貧血《把愛傳出去》公益舞臺劇	這是一個罕病─重度海洋性貧血病人，熱愛生命與疾病奮鬥的故事，在《把愛傳出去》一劇中，女主角無法接受罹患重度海洋性貧血的事實，不配合治療，也常為此和單親媽媽起衝突；男主角也是患者，拚命工作賺錢打算存錢移植骨髓，但未按時施打排鐵劑而病倒住進加護病房。兩人在夢想和疾病之間掙扎，交織著難捨的親情。演活了病人的無奈、恐懼、憤怒及勇敢的接受遺傳基因的命運，由此激發愛的能量，從幫助自己脫離痛苦到幫助別人，傳播預防及治療重要訊息。
	參訪：臺大醫學人文博物館	博物館體驗學習希望傳遞的概念是：「透過數百萬年的生物演化及文化演化的過程，大腦、心智及人際關係的交互作用產生了『人』這個物種。一個『人』能夠存在、生活的基礎是內建於大腦的各種神經迴路，這些神經迴路讓我們能夠在群體中與他人互動，維持身、心、靈、社會面向的健康，透過不斷學習而開創自己獨特的人生歷程。」
	焦點團體訪談	總結上述活動，透過焦點團體訪談，讓我們深思人文關懷在護理工作上的意義與實踐方式。

　　上述社群共招募19位護理系高年級學生，組成3組學生社群，每組6至7人。參與學生平均年齡21歲。二技學制14位，其中大三學生有8人（42.1%），大四6人（31.6%）；四技學制有5位（26.3%）大四學生。14位二技學生皆有護理證照，無臨床工作經驗。5位四技生，皆曾參與服務學習，擔任服務志工的經驗。

　　根據參與社群學生的小組討論對話、反思作業、學習心得，以及

研究教師的行動參與和反思，經整理與分析護理人文教學方案課程內容的建構，包括的核心概念與內涵，如：人與土地連結的生命韌性、從敘說與故事中體認人的精神價值、我們需要現代護理典範等，詳如下述。

1. 與土地連結的生命韌性

學生實地參訪八煙聚落，先從八煙村落的近代故事說起，學生體認政治、社會與經濟的變遷，八煙村民隨著變遷脈絡中，從被宰制到找尋土地生存的發聲權，這一系列的故事轉折，隨著在村落的布景與足跡中體認人對生長故鄉的眷念。學生有感而發的是除了八煙土地再造的樸質溫婉景致外，更好奇的是八煙聚落的老人社群，一個個筋骨矯健的老人，因為年輕學生們到訪的嬉笑聲，都好奇走到屋外探問學生們，一場人情關懷的溫暖互動即時展開。學生表示：「在這裡生活的老人，每個人的年紀都是80歲以上，甚至還有95歲的老阿嬤，他們看起來都是如此有自信健康，在醫院裡的老人雖然有完善的生活設備與照顧，卻感受不到陽光、空氣、雨水的洗禮，生活在八煙的老人好像比我們還幸福。」

大自然的包容與洗鍊讓生命尊嚴與韌性迎展而生，臺灣的醫療機構過度建置，讓生命本身的可塑性受到壓制與扭曲，這個體認也讓學生反思自身的成長經驗：「我的阿公也住在鄉下，他有許多鄰居朋友可以一起談天，我也非常喜歡回去陪阿公阿嬤，總是覺得那邊有很多

童年的記憶和玩伴。」

余德慧（2008）認為臨床人文照護是無法運用認知技術以理解生命受苦者的處遇，唯有柔適的貼近照護，才能乍見與承接那病體的身心樣態。學生的柔適貼近照護是源自於其原本安身立命的生命基調，因此從貼近自身的靈魂最為開啟人文關懷的起點，自然延伸一個理解他人的視界，進而達到對於他者的關懷照顧。培植對於人之所以存在的理解眼光，才能夠體認個體雖然置身在醫療機構中，個體是如何帶著病體與其自我精神意義世界互動。因此，護理人文的課程構思，即由探索學生的自我生長經驗與地域環境，作為護理人文培養的起點。

2. 從敘說與故事中體認人的精神價值

敘說與故事本身具備動人的共鳴與渲染，它們勝過教科書諸般的理論與驗證。李維倫（2010）在評述《倫理師的聲影》一書中，提到在臨床現場實踐關懷倫理的實務面，若是教條化訂定更多的操作守則，只是加重助人工作者受制於刻板化的關係互動；倫理關懷的教學，最好能從「習而不察」的視野中解放出來。基於此觀點，本課程之教學方案設計，即以系列性敘說故事的學習課程，利於學生潛移默化，及內化與深植人文素養於照護工作中。

在學生自主社群的活動中，亦安排邀請安排國際志工分享其個人的生命信念與國際服務的旅人故事，學生透過這故事性的影片與照

片，體認助人工作可以從有場域的護理臨床到跨國界的照顧與教育行動，原來心中起初的感動，可以築夢踏實變成實踐計畫，以及如何務實尋找資源與支援。這些分享啓動學生的熱情與信心，原來護理工作的場域可以是無國界的人文關懷行動，「在戴醫師的分享中，感受到他的理想和熱誠，卻又是如此踏實的按部就班計畫，同樣是年輕人，我也可以擴展這樣的人生規劃，讓自己的生命更豐富」，同學感同身受表示「戴醫師分享自己在印度醫療照顧的體驗，從對傷口的關注到正視這個人齟膿的眼神，這段分享讓我感同身受，我有時候只關心護理工作的執行面，卻忽略我所照顧的個體，他的靈魂與情感是什麼樣貌，總是忙得不知如何去欣賞這些……。」

因此，在護理人文的課程設計，我們相信當事人的敘說本身具備足夠力量，影響與啓發學生思考更深刻的人文關懷議題，從受照顧者與照顧者的不同立場對話，必定激盪與挑戰學生原本刻板的護理人文印象，從生硬的教科書文字轉化爲一篇篇動人的生命故事，絕對是更具影響力與行動力的人文養成。

3. 我們需要現代護理典範

「現代」人文學科本身在自己的「專業」化底下，固守疆界，不敏於後現代處境的變化，檢閱現有護理教科書對護理典範的描述，總是具備沉重宗教色彩，這些傳統的護理典範形象總是讓學生望塵莫及，護理的專業圖像一直是歷史與文化脈絡的斷裂。學生在小組討論

時，提及「其實我在臨床遇過很棒的老師和學姐，他們有非常熟練的護理知識和技術，只要他們出現在病人身邊，病人就覺得很安心，他們總是提供很豐富的方法來幫助這些病人，我想這些老師和學姐就是我的護理典範，因為他們的專精以及對工作的熱忱，也影響我，我也會思考，我想成為像他們一樣的護士。」學生的表述，讓研究者反思，現代的護理典範與圖像為何？身為護理教育者，我能否展現獨有的照護風格，正向影響我的學生體認護理工作的真善美？因此，研究者認為，本課程的教學方案，應就近取材，讓學生建構自己所認同的護理人文樣貌，有助於他們更具體的實踐護理人文照顧。

（二）護理與人文教學方案

護理與人文教學方案之課程大綱（如表二），係以學生為主體作為起點，首先讓學生從自身經驗談起，理解人的內在建構是在曾生長的故鄉與家族中，逐漸堆疊出個人獨有內在精神與世界意義（架構一）。由於人文精神強調同理的能力，它必須以自身的經驗為基礎，產生人與人之間的共同理解。護生在準備成為照顧者／助人者的角色時，是否具備這樣的理解視框以觀照病患？

其次，讓護生有機會回顧原本熟悉的護理倫理議題，再次構築以人文為本的照顧立場（架構二）。

第三，提供探討生命價值故事的媒體素材（《不存在的女兒》，與《把愛傳出去》），以提問的方式，讓學生再次省思與體察身為人

的存在價值，不僅是生物科學的觀點，更具備豐富的人文社會脈絡。經由上述媒體素材的引導，護生能去設想人在不同的情境中的無奈、害怕、軟弱的心情，以及人在不同情境中的有限性與盲點。當學生能看見事件背後的脈絡，就是重要的人文能力，也是同理或悲憫情懷的基礎點。上述護理人文教學方案中，《不存在的女兒》此一媒體素材，提供許多倫理與價值判斷的刺激與討論的機會。

此外我們亦邀請照顧者、受照顧者與國際志工服務者，敘說分享自身對「照顧」的觀點，透過他們的分享，讓學生更深入的理解自己從事的護理照顧工作，不單只是一份技術性專業工作，它蘊含關注「人的靈魂」與「身心安適」的連結（架構三）。以提問的方式讓學生再次省思與體察身為人的存在價值，不僅是生物科學的觀點，更具備豐富的歷史與社會脈絡。

第四，課程最後再次回到學生本身，由學生自己來宣稱，反思自己的護理人文關懷，每位護生帶著自己的生命成長記憶，融合本課程進行過程，所灌注的人文元素，啟動與型塑學生，輪廓屬於自己成為現代人文關懷護士的樣貌（架構四）。

上述護理人文關懷教學方案建構的起源，係透過學生自主社群不同群體的知識對話下所建構與採集，並完成人文關懷教學方案之目標、教材內容與推廣應用等設計。此外透過此教學方案的行動與反思歷程中，亦建構教學方案之評量工具，包括護理人文教育關懷的評量、護理人文教育主題學習單、臨床實習經驗敘說與反思表單以及同

偵質量評量，作為護理人文關懷教學成果的評量工具。

表7-2 護理人文教學方案課程綱要

架構	單元名稱	課程綱要
架構一：生命基調（從自身所在出發）	課程說明 生活地圖——我的出生地	1. 課程說明 2. 活動簡介：人之所以為人是因懂得思考，懂得感受，包括對自己所生存的環境感受力，從自身去思考個人與環境的互動，了解自己的生存空間。 3. 所有同學依出生地分四組：北區／中區／南區／東區，以各區為分組單位。分享自己出生地（縣市）的特色：包括好玩的地方或人事物，分享為何它是特色，分享最具地方特色的人事物。
	人文的啟發——家與生命的連結	1. 討論重點： (1) 畫出印象最深刻的家與家鄉人事物的大地圖。 (2) 討論成長記憶中最熟悉或最深刻的地方人事物，並對其改變提出個人感受／生活經驗與生命記憶。
架構二：現代典範的反思	護理人文意涵	1. 護理人文認知與態度評量（線上問卷）。 2. 討論人文與護理專業、護理人文意涵、護理人文之美。
	臨床護理圖像	1. 介紹近代臺灣護理典範圖像（文字與照片，約30min）。 2. 分六組製作護理圖像，每組以繪圖或文字方式報告，自己認同或理想的護理圖像（圖像討論與製作（15min）。 3. 每組上臺報告（每組5min）。 4. 三位授課老師批判性提問，由各組回答（15min）。

架構	單元名稱	課程綱要
架構三：故事敘說：灌注人文元素	護理人文的滋養——影像與人文1	1. 影片賞析：不存在的女兒(1)（50min） 2. 小組討論議題： (1) 從影片中你看到什麼？感受到什麼？ (2) 何謂生命？ (3) 生命存在的價值與意義是什麼？ (4) 影片中對生命的詮釋是什麼？ (5) 醫師與護士對生命與疾病的看法有何差異？
	護理人文的滋養——影像與人文2	1. 影片賞析：不存在的女兒(2)（50min） 2. 小組討論議題： (1) 從影片中你看到什麼？感受到什麼？ (2) 醫師與護士的生活有何不同與改變？ (3) 想想看對生命與疾病不同的看法與作法對個人與生活有何影響？ (4) 影片中的唐氏症女兒對自己生命的期待與護士母親對女兒在生活中的期待有何差異？ (5) 生病的生命該如何對待？
	人文的啓發II——舞臺劇	1. 醫學人文公益舞臺劇——重度海洋性貧血《把愛傳出去》 2. 小組討論議題： (1) 欣賞完醫學人文公益舞臺劇，你有什麼心得？ (2) 面對久病纏身的病人與家屬，你能做什麼？你會怎麼做？
	對話與滋養I	期中反思： (1) 到目前為止，本課程哪些單元（包含：生活地圖——我的出生地、人文的啓發I—家與生命的連結、護理人文意涵、臨床護理圖像、護理人文滋養—影像與人文、人文啓發II——舞臺劇）讓你印象深刻？為什麼？經過這些學習，你有什麼心得？你要如何應用在你未來護理專業生涯中？

架構	單元名稱	課程綱要
		(2) 你認為護理人文是什麼？你認為你具備哪些護理人文的特質？欠缺哪些？為什麼？
架構三：故事敘說：灌注人文元素（續）	護理人文的實踐Ⅰ──被照顧者的分享	討論議題： (1) 體察身為被照顧者對自己身體、心理與社會照顧需求的描述？ (2) 是否發現身為照顧者與被照顧者，對照顧需求的看法有落差？請反思這個落差的背景因素如何，以便更貼近人文照顧與關懷。 (3) 即使身為被照顧者是否有成為照顧者的可能性，因此照顧本身是主客體的互惠關係，你的看法？
	人文的啟發Ⅲ──醫學人文博物館參訪	1. 參訪進行過程：所有同學於大會議室欣賞短片（約20min），分4組（15人／組），由導覽員帶領導覽及解說，最後由授課老師帶領分組討論。 2. 小組討論議題： (1) 影片《人類的心智》及參訪，有何心得？ (2) 你認為體驗學習、影片後反思、視覺化思考學習，是否能幫助你成為人文關懷的護理人員？
	護理人文的實踐Ⅱ──護理長的國際醫療經驗分享	討論議題： (1) 什麼的動機引領您去從事志工醫療？ (2) 從國際志工醫療中，您認為學生可以學到什麼？ (3) 您認為如何透過醫療志工的經驗，幫助我們培養護理人文關懷的素養？
	護理人文的實踐Ⅲ──專家的分享	討論議題： (1) 人文很抽象，它究竟是知識、態度還是技能？ (2) 關懷是護理人文的重要面向，它在生活中能真的實踐嗎？ (3) 你認為，應如何展現對臨床病人的人文關懷？

架構	單元名稱	課程綱要
架構四：型塑現代人文關懷護士的典範	自我的生命成長歷程、臨床經驗回顧與人文關懷體會	1. 進行方式：期末口頭報告，30人／組，每人10分鐘。 2. 期末書面報告。
	對話與滋養 II	1. 進行方式：分8組（7至8人／組），進行焦點團體訪談。 2. 訪談指引： 　(1) 哪些單元令你印象深刻？你有什麼心得與體會？ 　(2) 護生如何培養自己，實踐護理人文關懷？ 　(3) 你認為你有多少信心將護理人文實踐在臨床護理照顧上？若1-100分，請問你給自己信心打幾分？
	課程檢討	1. 護理人文認知與態度評量（線上問卷）。 2. 期末反思心得與分享。

五 護理人文教學方案的成果

（一）對人文具理智（認知）的理解

　　所有學生幾乎都能指（寫）出人文素養，包括同理心、關愛、要有情感、有耐心、尊重、「設身處地」的照護、不要當機器人等或近似的概念。另一部分學生則處在較表淺的論述。儘管學生們都期望自己能「設身處地」，也很認真的想像。但教室並非臨床，教室在學校，學生的角色是學生。當老師站上講臺，同學比鄰而坐，所有的軟、硬體設施傳達出完整精確的訊息——現在你是一個學習者的角

色。抽離臨床情境，也失去病人的面對面的彼此定義，「設身處地」並不容易。有許多細膩而切身的感受，如當《醫生變成病人》一書的作者羅森邦（2000）所經驗到，別人對他的稱呼的改變，從「羅主任」、「羅醫師」、「羅先生」、「羅森邦」，乃至於最後被直呼「嘿，你」。這樣的體認非身在其中難以想像與體驗。

（二）學生開始嘗試連結自己與人文實踐的關係

但如前所言，部分的學生可以投身其中，並指認出可能的困境，呈現局內人（insider）的理解；學生透過投射的能力，角色取替的「替身學習」，得到良好的教學反應。也呼應Calman（2005）所提的——提高護生對他人生命中受苦經歷的敏感度。因此，情緒的激發或感動是培養人文素養的重要關鍵之一。一位學生提及「記得五專的基護實習經驗，我選擇的個案是一位獨居老人，當時的我沒有想很多，只是想執行我的例行工作，幫他鼻胃管進食，當我灌食結束後替他用紙巾擦拭時，沒想到那位伯伯卻因此而感動落淚，當時還處在很疑惑的狀態時，想說為何要說落淚，難道我有做不好的地方嗎？他卻跟我說了一句謝謝，這句謝謝讓我衝擊很大，我從沒想過我做了這麼一件微不足道的事情，卻可以讓老伯伯這麼感動，也讓我下定決心，未來在護理的路上我要繼續用心、關愛的照護每一位病人」（103-57）。

（三）人文實踐困境的轉機

值得研究者後續注意的是：護生提及對未來專業執業環境的擔心，本身精力的耗竭、倦怠，也是一個重要的議題。護理師也有被尊重、被關愛的需求，同時也有人的限制與脆弱。人文的素養，如何成為養分，回過頭來滋養未來的護理師，豐厚彼此的生命，成為一個內化的動力或種植心中人文種子是未來值得探索的方向，也是本課程重要的目的。

六 結語

綜上，研究團隊認為「設身處地」在課程的教學方案裡，並非一個實際可以達成的目標，就如我們難以了解自閉症患者的世界一樣，我們必須從其反應來推測患者的感受一樣。唯有透過整體教學方案與課程設計，善用教學媒體素材，與對話討論、體驗反思的教學策略，護生經由刺激思考與激盪討論，多元思考，及深度覺察，此一課程教學方案，才能為實踐人文關懷能力未來的護理師做好準備，也才是護理人文教育的可行方案。

第八章

當人文社會學科遇上護理專業

葉美玉、林慧君、江衍良、李惠玲

一 人文關懷的反思與實踐

　　從人文的拉丁文humanitas意指人性來看，人文即為尊重人的人性化表現，人文素養是指個人的內在修為，人文精神是感動的能力，是愛人與關懷人的勇氣，包括內在被感動的能力，能受啓發而改變的思想或行為；以及能感動別人，使他人感受到生命的力量與奧秘。人文關懷則指實踐人文精神的表現，是護理專業的核心素養，護理養成教育需要深化人文素養，並將人文關懷的反思與實踐，視為護生反省與思考的學習（Watson, 2005；Dellasega, Milone-Nuzzo, Curci, Ballard, & Kirch, 2007）。

　　人文關懷的教育可經由事件、軼事、小說等去發現人性，當個人能經由內在省思，再經外化呈現，才能實踐人文關懷的理想（戴正德，2007）；如何強化人文教育內涵及其深度？由於人文涵養的深化著重在情意教育（affective education），人文關懷的反思，目的在強調內在價值的體認，使人文關懷的人性本質內化成為護生特質，進而實踐人文精神。也因此，護理教育應增加護生個人的生命涵養，

讓護生能找時間與生命對話，當觸及生命時，關懷照護與悲天憫人的人文情懷與精神，就能自然的展現與實踐（戴正德，2007；蕭淑貞等，2006）。

二 人文素養的情意教學策略

人文素養的培養，應以情意教學為策略，所謂情意教學，意指價值的教育，如人性、情感、意義及價值判斷等，藉由閱讀、分享他人與自己本身的經驗等途徑，透過理性與感性的交互作用與內在的體驗，其本質在協助個體覺知採取行動的感情或感覺、感覺來源及應對方式；情意教學的目標著重在真善美、倫理與哲學等的價值判斷，它包括寬容、欣賞、尊重與關懷等情意態度（鍾聖校，2000）。

以醫學教育而言，情意的教學旨在培養學生具有同理、悲憫與體恤的心，能設身處地洞察病人的感受與期待，重視病人尊嚴，並且人性化的對待（謝博生，2000）。對護理人員而言，要實踐護理專業的人文關懷，最重要的情意態度，要能尊重、同理、熱忱，具備專業素養與敏感度（葉美玉等，2011）。

劉敏、劉克明（2009）認為醫學人文的教學，應以病人或醫療人員本身的故事及經驗為題材，舉凡小說、詩文、電影戲劇、繪畫等為教學活動設計的起點，以專題演講、小組討論、角色扮演、辯論、影片欣賞、心得分享、訪談、服務學習與問題導向等教學方法，貫穿

於七年醫學教育中，課程銜接且連貫，除基礎醫學配合外，亦延續至臨床的訓練。此外規劃融入人文內涵課程的教學，如「疾病的敘事與書寫」課程，即結合影片欣賞、閱讀與心得分享、認識疾病敘說、病友故事及社工經驗分享；或以訪談記錄病人故事，與病人談心，並以此從事文學創作（何明蓉，2003）；抑或以正式人文課程及人文體驗學習活動，培養人文關懷精神（陳彥元，2010），此乃人文課程基本的教學設計。

人文的反思與探究需要經由人類經驗的紀錄與解析（Einstein, 2003）。除上述外，經由詩、小說或故事等文學與藝術作品的涉獵與閱讀，亦可發展同理，引發專業人員的反思（Calman, 2005; Gull, 2005）。文學藝術作品中對人類經驗的描述形容，能幫助護生感受到人生命的真實經驗，如健康、生病、疼痛、焦慮、功能喪失和面對死亡的經驗和感受（Darbyshire, 1994）。又如以閱讀文學讀物、歷史、傳記、書籍或小說，提升人文素養，增進反思的能力（何明蓉，2003）。抑或在護理課程中，應用敘事寫作，經由自我覺察與反思，促發護理人員深層的同理或同感（許麗齡，2005；劉介修、柯文升、林奕萱、張維怡，2003；Marnocha & Marnocha, 2007）。

人文教學旨在經由內省與身心靈全人的了解，感受醫學人性面，認識社會、環境、人類行為與心靈對健康的影響，探討與實踐符合人性倫理價值的精神，培養人性敏感度，提升社會責任感（戴正德，2009）；以及提升反思與同理的能力（何明蓉，2003）。除上述

外，閱讀大眾文學作品或觀賞影片（葉炳強，1999），也有助於護生嘗試去感受本身沒有經歷過的經驗，提高護生對他人生命中受苦經歷的敏感度（Moyle, Barnard, & Turner, 1995）。護理人員面臨的臨床情境，必須由倫理道德反思、美學感受、文學作品的同感體會，閱讀描述生活經驗的文學作品，增進學生對病人生活經驗之理解，也增加護理課程豐富性（Pardue, 2005）。

三 6E的人文情意教學架構

如前所述，人文素養的培養，應以情意教學為策略；建議在護理養成教育中，以Ryan（2009）的6E（Example, Explanation, Exhortation, Environment, Experience, Expectation）作為情意教學的架構，達成尊重、同理、熱忱與專業素養及敏感度的情意態度（葉美玉等，2011）。

所謂6E是指：1.典範學習（Example），護理教育的人文內涵需要透過潛移默化，才能將人文關懷落實在護理實務中，因此鼓勵以生活中的人物為學習模範，潛移默化發揮學習效果。2.啟發思辨（Explanation），人文關懷的情意教育不能八股、教條，或只要求背誦規則，而要對話與思辨。鼓勵針對為什麼護理專業需要人文關懷，核心價值為何，以及生活或護理實務中如何落實與實踐人文精神等，進行對話討論、價值澄清與思辨。3.勸勉激勵（Exhortation），鼓勵

透過影片、故事、體驗等教學活動，規勸勉勵要身體力行，實踐人文精神。4.環境形塑（Environment），鼓勵透過典範學習，建立人文關懷以及倫理價值的校園文化。5.體驗反思（Experience），安排體驗學習活動，以實踐護理人文關懷。6.自我期許（Expectation），鼓勵設定人文關懷目標，自我激勵與追求成長。

　　6E的護理人文教學策略架構，提供完整的規劃理念，透過6E的實施策略及情意教學方法，來培養護生對生命脈絡的敏感度、提供角色模範的學習、與實踐關懷服務的行動（葉美玉等，2011）。6E的護理人文教學策略架構圖，如圖8-1。

四 人文社會學科融入護理教學

　　整合人文社會學科融入專業教學（張秀蓉，2007），或將醫學人文課程貫穿在整個醫學教育的時程，抑或將人文課程的規劃橫向整合，並與專業課程的主題、內容結合（李明濱、謝博生，2009；戴正德，2009）。人文社會學科包含文學、藝術、哲學、歷史學、社會學與倫理學等。文學與藝術提供個人描述感覺與觀察記錄的機會，有助於理解人類的苦痛、處境與人性本質，提升對他人責任的洞察力，增進觀察分析、同理、自我覺察與反思等關懷照護的核心能力（Marnocha & Marnocha, 2007；Pardue, 2005）。歷史學係經由人類活動的歷史紀錄，有助於找到專業自己的定位，確認專業角色的

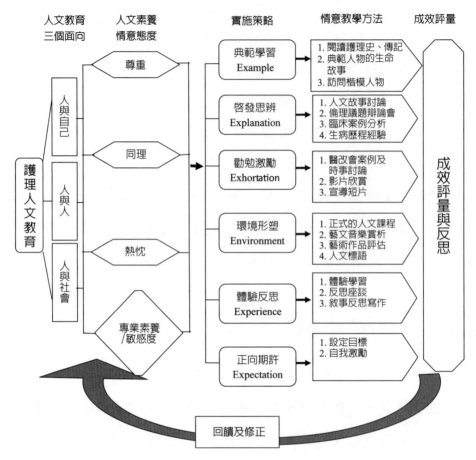

圖8-1　護理人文教學策略架構圖

貢獻與價值。社會學則有助於理解護理專業在文化及社會情境中的地位，以及了解文化對個人疾病經驗和醫療照護行為的影響（崔紘彰、何明蓉，2008）。倫理學的探究則在協助護理人員培養德性，產生合乎倫理的護理行為，成為良善照顧的實踐者（蔣欣欣，2002）。

因此，爲培養具有人文關懷與人文素養的護理專業人員，強調人文社會學科的人文內涵與觀點（humanities perspectives），將之融入專業的教學，應爲護理養成教育努力的方向。爲提升護生自我生命的涵養，將人文社會學科融入護理教學，規劃「護理人文——人文與護理專業對話」課程大綱，內容介紹人文學科的觀點，引導護生反思體察自我，增強人文關懷的廣度與深度，提供執業生涯中省思的線索；以自我反思、引導閱讀、角色扮演、分組討論與辯論等多元教學策略。「護理人文—人文與護理專業對話」課程綱要，如表8-1。

表8-1　「護理人文——人文與護理專業對話」課程綱要

架構	單元名稱	課程綱要
護理與文學	1. 文學中的護理世界 2. 爲愛朗讀 3. 閱讀與關懷倫理 4. 閱讀、書寫與療癒	1. 各單元以文學文本提供的他者處境，經由課前思考、文本閱讀分析、小組討論、課後反思歷程，共同探索相關議題，以提升護生觀察、分析、同理與自我省思等人性化照護的核心能力。 2. 透過朗讀展演，將文本立體動態化，表現文學音韻、情意與個人特色之美。以自行分組命名方式，增強同儕學習、人際協調能力。
護理與藝術	1. 音樂中的護理議題：以作曲家與演奏家爲例 2. 情緒音樂與情境音樂的應用 3. 藝術之旅	1. 從古典音樂中選擇有醫護相關議題之作品，引導學生欣賞，並列舉著名演奏家因罹患疾病，其發病與治療的心路歷程，對藝術的詮釋的影響。 2. 利用各種音樂型態編輯情緒音樂與蒐集情境音樂，並探討其適用的時機與場合。 3. 臺灣大學醫學院醫學人文博物館參訪。

架構	單元名稱	課程綱要
護理與歷史	1. 日治時期的醫療環境 2. 臺灣護理前輩專業的執著電影賞析及討論 3. 現代護理人員臨床執業的「做」與「挫」 4. 專業價值的建立	1. 教師提供日治時期醫療之說明（如器物工具、公醫制度、角色養成、工作內涵等），建構當時醫療環境氛圍，營造歷史感與時代想像，增加對日治時期護理萌芽環境之了解。 2. 說明臺灣早期護理前輩蔡巧、尹喜妹、林月鳳、陳翠玉等對專業內涵的堅持。 3. 放映相關影片，引導學生討論專業價值展現方式，連結前一單元護理前輩在專業奉獻之可能因素。 4. 邀請臨床護理人員，說明護理職場現況的工作內涵，討論並釐清工作內容、衝擊與價值等相關困惑。 5. 教師導讀指定書籍之部分篇章、閱讀分析並提供綱要分組討論，共同探索個人如何建構自我的專業價值，並完成反思回饋單。
護理與社會	1. 醫護政策與立法：政府觀點 2. 醫院管理與評鑑：產業觀點 3. 醫療糾紛	1. 政府觀點，例如生育政策，健保政策與護理政策等。 2. 產業觀點，例如醫院的管理制度與評鑑制度等。 3. 有鑑於病人與醫院興訟的案例越來越多，以角色扮演讓學生分別扮演病人、醫護人員與客觀第三者，省思不同角色的立場。

五 「護理人文——人文與護理專業對話」課程規劃

「護理人文——人文與護理專業對話」的課程內容，以文學、藝術、歷史學、社會學等人文學科的觀點為課程架構。架構一「護理與文學」，課程以文學為文本，有「文學中的護理世界」、「為愛朗讀」、「閱讀與關懷倫理」、「閱讀、書寫與療癒」等授課單元，經由閱讀所提供他者的處境，討論「視病猶親」癌症病患的「好護士」觀點，與孟子之「不忍人之心」應用於護理實務的情境。

「為愛朗讀」以電影《陽臺前的夏天》片段說明，居家服務員為長者朗讀帶來的精神回春；以電影《英倫情人》片段說明，護理人員為臨終病人朗讀的寧靜力量；觀賞日本影星渡邊謙為日本311東北震災朗讀宮澤賢治詩作〈不畏風雨〉，透過朗讀文學給予災民精神支持。

在朗讀的課程中教導學生朗讀注意咬字行腔等技巧，掌握語速、音量及節奏的方法。提供日本人瑞作家柴田豐《人生別氣餒》中文版詩選為朗讀文本，讓學生於課堂上以小組為行動單位，找一個舒服的空間，先自行練習，再小組互相朗讀、互相給建議；並以「能打動聆聽者」為目標，練習咬字清楚、行腔圓滿、感情自然、意境忠於作品，教師於各小組間巡迴指導。練習後每個人上臺以全班為對象展演朗讀，臺下同學專心聆聽觀摩並提供建議。「為愛朗讀」包括實作，當天學生以小組為單位，每一小組需自行邀請一位教職員到課堂上來

擔任聆聽者，展演時組員誠心爲邀請來的師長朗讀，學生邀請的對象有解剖學老師、教官、學務處職員等。被邀請來的師長都對學生的表現感到驚喜，並給予鼓勵，展現平日難得一見的情感交流。

另外也以《珍愛人生》、《我們──移動與勞動的生命故事》、《天使的翅膀──從文學、電影談同理關懷》爲文本，營造關懷的教學情境，發展護生的關懷能力與態度。

架構二「護理與藝術」，將藝術與護理結合，包括「音樂中的護理議題」，引導學生藉由音樂認識著名作曲家及演奏家的患病心路歷程；討論情緒音樂與情境音樂於醫療照護應用，激發護生思考的深度與廣度。架構三「護理與歷史」，經由「護理前輩的光芒」、「護理工作的縮影」、「加護病房──死生病苦，資深護士的眞情故事」導讀與對話，安排資深學姐引導認識臨床護理人員執業的「做」與「挫」，建立護生自我的專業價值。架構四「護理與社會」，聚焦在醫療改革與護理的參與、醫療糾紛、性別議題，與臺灣通俗文化等議題的討論。

六 「護理人文──人文與護理專業對話」的課程回饋

30位修課護生，對「護理人文──人文與護理專業對話」的課程回饋反思心得分析中，發現護理「人文與護理專業對話」的課程，對護生而言，體會到人文具有「滋養心靈」的效果、護理專業是「生

命陪伴生命」，與堅定信心等。

（一）人文滋養心靈

護生從音樂中的護理議題、從文學中的護理世界的單元，獲得感動與滋養，撫慰自己的心靈，找到自我、肯定自我，引發人文關懷的素養。護生的反思心得中提到：這是一堂有意義且能滋養心靈的課，有音樂的撫慰、文章賞析、影片賞析、爲愛朗讀等，……從每組不同展演方式裡，眞的能感受到眞誠的愛與感動，不僅滋養了展演對象，也滋養了我們，透過爲愛朗讀，我才發現原來愛也能用這種方式來表達，所以有愛眞的要大聲説。（204-3）

一開始的音樂中的護理，找到一首喜歡的歌滋養心靈，撫慰人心，隨著音樂播放，彷彿有人和你相同的共鳴，得到被懂得的感覺。（201-8）

藉由這樣的文學滋養下，陶冶性情，使得自己身心靈成長，讓往後護理工作上，面對與人相處得以更圓融、更得體。（204-17）

第一堂課介紹古典音樂，……早在百年前就有音樂家透過創作音樂來撫慰人心，更有許多患有疾病的音樂家所創作的曲子，深受人們喜愛，經老師講解後，更能聽出音樂曲風，在不同作家，不同心情的情境下，呈現各種風雅，像是聆聽〈月光〉時，就有種坐在窗邊，品嘗月光灑滿身上的寧靜，聽舒曼的作品時，又能感受他因精神疾病而發出的躁動與痛苦糾結感，……透過音樂的介紹，讓我們了解，除

了時下流行樂能道出人心外，古典樂亦能撫慰自己的心靈。（206-12）

　　我覺得這堂課是我從五專到現在，最特別的一門課，很謝謝老師們安排不同的情境與教學方式，讓我們學習滋養自己的心靈，也期許在這堂課之後，我將有能量與勇氣，踏入即將到來的職場生涯，在關心照顧病人之餘，也別忘記照顧自己，在充電與耗電的生活中，找到一個完美的平衡。（206-12）

　　我很慶幸自己可以在求學期間得到了喘息空間，本來內心是很沮喪的，覺得像護理的逃兵，很開心選修護理人文這門課，引發人文的關懷及自我的了解與肯定，明白「從哪裡失去，從哪裡找回來」。（204-43）

　　分享生命的喜怒哀樂，當時老師邊介紹邊放不同類型的音樂，當時聽到beyond的海闊天空，老實說，我是第一次聽到這首歌，但是我還是被他的歌詞跟旋律感動到。未來工作的時候，我覺得音樂就可以扮演撫慰的功能，除了聽旋律之外，我也喜歡去感受歌詞的意境，我也很常從歌詞中，尋找走下去的力量。（206-32）

　　上了這堂課，真的讓我學習很多，原來護理人員可以從日常生活中去發掘，像是音樂、電影等等，臨床上忙碌的護理人員因為工作的關係，似乎漸漸忘記身邊一些平淡的美好事物，久而久之，好像變得有如行屍走肉一般，如果我們平常工作完，可以從身邊發現一些小感動，讓自己變得更有溫度，這樣我們對於自己的工作應該會覺得更有

意義吧。（206-5）

（二）生命陪伴生命

透過護理專業人文內涵與人文精神的單元，護生反思體會，護理專業是「生命陪伴生命、用生命影響生命，以及用生命成就生命」。護理專業的人文素養，它能譜出動人的生命樂章。護生描述的反思心得，她說：

上了護理與人文的課之後，我終於明白，當一名護理人員，其目的不只是發藥與打針，是可以用生命陪伴生命、用生命影響生命，以及用生命成就生命。……這就是人文護理的精髓，也就是護理的人文素養，人人有此內化，必能加強護病關係，營造人文氣氛，以及美好的護理環境，使得護理的品質更加提升。（204-49）

學姐說的一句話：「面對生命，我們沒有犯錯的藉口」，這句話，讓我思考很多，也讓我覺得未來就算吃苦，就當吃補，要提高自己的挫折耐受力，因為我們面對的不是機器，也不是針具。……人生的旅途上，誰都有可能會不小心跌倒，也或者，不小心被推倒，但很多時候，我們就是扶起自己的那隻手。也因為經歷這些跌倒的痛，所以我們會成長。而當那天的來臨，我們會發現，自己一隻手不但能幫助自己，另一隻手還可以幫助別人。（205-12）

在護理專業與執著上，禮儀師帶出每個工作應有的敬業，讓我聯

想到護理人員不也是這樣，面對每位病人的生老病死，而秉持著應有的精神去照顧每位病人及家人，……。（204-17）

護理專業的人文內涵與人文精神，這堂課看的是《送行者──禮儀師的樂章》，非常值得省思的一部影片，每個職業都有不同的價值，禮儀師何嘗不是？（101-44）

印象深刻的《送行者──禮儀師的樂章》，有聽過這部影片，卻沒認真看過，經過老師的帶領，給我這麼多的啟發，讓我回家又認真完整的看了一遍，還是滿滿的感動，工作性質其實都跟護理有關，只是你從中怎麼去欣賞。這是一門具有生命力的課，期待自己更具有人文素養。（204-52）

護理的人文內涵──瞳眸四季，以不同的季節，春、夏、秋、冬去講述四篇不同感人的故事。我們這組的篇名為〈冬雪〉，看完這篇故事，讓我想起以往照護病人的經驗，看著病人為了生命，努力存活及吸取最後一口的氧氣，這讓我體會到，即使生命中有再困難的事，也要努力去克服，畢竟人生就只有這麼一次。（101-44）

（三）堅定信心

我覺得我因為護理與人文有了新的成長，讓我更堅定自己的路，對未來更加有信心，雖然未來還需要不斷的磨練自己，過程中就算再苦再累，還是能想辦法克服，從學習中漸漸蛻變成熟，並時常提醒自己最初的那份心，當一位不僅具備專業技能，而且是有溫情、有愛的

護理師，讓我的病人覺得，因爲有我的照顧，有幸福那麼一點點就夠了。（204-3）

文學中的護理世界，在課堂討論後，我了解到病人的恐懼會造成對醫護人員的傷害，相對的，醫護人員過於冷靜亦可能造成病人的不信任感及恐懼，同時不只是運用在臨床，在日常生活中也要將對方的負面情感降到最低，我想這個問題是值得我們去好好思考的。（101-12）

透過經驗（學姐）的分享，讓我增加了信心來面對未來的工作，也了解要適時地釋放壓力，給自己肯定與鼓勵，才會使護理更加有續航力，不要怕吃苦，也不要怕學習。（206-12）

護理人文這門課，讓我們眞正的認識護理之美，讓我們用不同的心情、不同的角度看待護理這門專業，也讓我知道如何與個案建立護病關係，如何與他們溝通，在往後的職場上，如何紓解自己壓力，讓我對自己的未來更加有信心，也準備好自己，迎接之後所有的挑戰。（204-4）

每堂課對我來説，都是特別的時光，也因爲有用心體會，才能得到最珍貴的回饋。我希望未來的日子，我依然可以時時保持這樣常樂的心，當倦了累了的時候，也可以找到自己的萬能充電器，不會讓自己心中的電池燃燒殆盡。（205-12）

隨著每次課程的學習單、回饋與反思，……細細回味自己的成長及每個病人與家屬，所帶給我的寶貴回憶，……許多當下以爲會是刻

骨銘心的實習挫折、報告壓力都已經是雲淡風輕，真正留下來並取而代之的是，能夠慢慢影響我的想法與思考的人生態度，……這也許是護理工作迷人的原因之一吧。或許護理工作本質上，不是那麼的容易與輕鬆，但是每當我們疲倦得停下腳步時，回頭看，總會有許多動人的時刻，能夠激勵我們繼續往前走，期望我在未來的日子裡能夠莫忘初衷，永遠保持著這份精神在護理領域發光發熱。（205-49）

「護理人文──人文與護理專業對話」課程，以多元教學策略，營造關懷的教學現場，讓護生體驗，人文能豐富與滋養自己的心靈，也經由這樣的滋養，引領護生激盪反思臨床護理實務的情境，思索面對生命，肯定專業的真正價值，找到感動的力量，護生找到能量與勇氣、堅定自己的信心，反思自我要如何能讓自己莫忘初衷，關懷生命，保持發光發熱的熱忱。

七 結語

人文的反思探究需經人類經驗的紀錄與解析，我們由護生的反思心得中發現，「人文與護理專業對話」課程，將人文社會學科融入護理教學，提升護生自我生命的涵養，引導護生反思體察自我，經由自我覺察與反思，促發護理人員深層的同理或同感，增強人文關懷的廣度與深度，提供執業生涯中省思的線索。

參考文獻

何明蓉(2003)・文學與醫學：醫學人文教育的實例・*中外文學*，*31*(12)，10-25。

崔紘彰、何明蓉(2008)・台灣醫學人文教育推動的進展-深度訪談之質性分析・*醫學教育*，*12*(3)，1-9。

陳彥元(2010)・以人文體驗學習活動培養關懷的人文精神・*醫療品質雜誌*，*4*(3)，99-101。

許麗齡(2005)・護理人文-閱讀人文書籍之心得分析・*台灣醫學人文學刊*，*6*(1/2)，113-128。

張秀蓉(2007)・醫學史與醫學人文教育・*台灣醫學*，*11*(2)，167-170。

葉美玉、李選(2011)・護理專業應致力提升的人文素養・*護理雜誌*，*58*(5)，12-16。

劉介修、柯文升、林奕萱、張維怡(2003)・追尋本土醫學人文教育的創造力實踐：由醫學生與病友觀點出發的疾病敘事與書寫計畫・*台灣醫學人文學刊*，*4*(1/2)，84-107。

劉敏、劉克明(2009)・醫學人文與醫學教育・於戴正德、李明濱，*醫學人文概論*(45-64頁）・台北：教育部。

戴正德(2007)・醫學人文精神的挑戰・*台灣醫學*，*11*(2)，163-166。

謝博生(2000)・*醫學人文教育*・台北：國立台灣大學醫學院。

蔣欣欣(2002)・由護理實踐建構倫理進路・*護理雜誌*，*49*(4)，20-24。

蕭淑貞、姜月桃、黃玉珠、邱碧如、馮容芬、賀殊霞、陳紀雯(2006)・以照護、關懷與悲憫觸動護理教育中的生命涵養・*醫學教育*，*10*(1)，1-7。

鍾聖校(2000)．情意溝通教學理論．台北、五南。何明蓉(2003)．文學與醫學：醫學人文教育的實例．*中外文學*，*31*(12)，10-25。

Calman, K. C. (2005). The arts and humanities in health and medicine. *The Royal Institute of Public Health, 119,* 958-959.

Darbyshire, P. (1994). Understanding caring through arts and humanities: A medical/ nursing humanities approach to promoting alterative experiences of thinking and learning. *Journal of Advanced Nursing, 19*, 856-863.

Dellasega, C., Milone-Nuzzo, P., Curci, K. M., Ballard, J. O., & Kirch, D. G. (2007). The humanities interface of nursing and medicine. *Journal of Professional Nursing, 23,* 174-179.

Einstein, A. (2003). Medicine, the arts, and the humanities. *The Lancet, 362,* 93-94.

Gull, E. S. (2005). Embedding the humanities into medical education. *Medical Education, 39,* 235-236.

Marnocha, S., & Marnocha, M. (2007). Windows open: humanities teaching during undergraduate clinical experiences. *Journal of Nursing Education, 46*(11), 518-521.

Moyle, W., Barnard, A., & Turner, C. (1995). The humanities and nursing: Using popular literature as a means of understanding human experience. *Journal of Advanced Nursing, 21*, 960-964.

Pardue, K.T. (2005). Blending aesthetics and empirics: Teaching health assessment in an art gallery. *Journal of Nursing Education, 44*(7), 334-337.

Watson J. (2005). Guest editorial: What, may I ask is happening to nursing knowledge and professional practices? What is nursing thinking at this turn in human history? *Journal of Clinical Nursing, 14,* 913-914.

第九章

垂直整合通識核心與專業的人文課程設計

葉美玉、廖珮君、呂崔芬、宋素卿

一 前言

　　護理學門是人性化科學，它強調「以病人為主體」的人性化照護，以及對生命的終極關懷。因此，護理專業所培育的人才，必須有感受病人獨特經驗的能力；在護理養成教育中，必須扎根在人文素養的培育、生命的涵養、關懷照護與悲憫的概念，才能在臨床實務中，面對病人及家屬為疾病受苦時，具備感同深受的能力，發揮人性美善的一面。

二 以人為出發點的課程設計

　　為能教導護生具備人文素養，在課程設計，必須以「人」為出發點，提供護生在臨床情境，必要的觀察與反思。它包括文學、哲學、藝術、歷史學與倫理學等跨學科的人文通識課程。在教學過程中，教師要能將人文精神融入課程，透過教師思辨自我的人性關懷與尊重，

引導護生思索自己的生命價值，進而尊重並關懷自我與他人的生命，此乃人文教育的重點。

三 專業與通識課程扣連

人文教育具有非工具性功能，能導引個體超越生物醫學觀點的思維，提升對人的理解深度；除強調人文藝術鑑賞與美感體驗的素養外，它必須因應護生未來執業準備，也因此，護理專業課程應與通識核心課程扣連，並垂直整合。此亦有助於提升學生學習動機與學習的深度，並加速課程改革。然現況人文與通識核心課程的安排被切割，缺乏連貫性，或流於營養學分，如何整合現有課程，灌注人文內涵，提升學生學習意願與成效，是護理養成教育需努力達成的目標。

四 課程垂直整合與問題導向教學

垂直整合護理專業與通識核心課程，以目標導向或問題導向教學，結合臨床實作，跨學科整合性規劃具人文內涵的課程模組，並將課程單元環繞在「以人為主體」、以科學、倫理與人性的觀點，解析人的疾病、失能與照護經驗，課程內涵應聚焦於「人的本質」、「病人的主客體」、「生命故事」及「觀看的角度」等面向的探討。

五　垂直整合的規劃理念

　　垂直整合規劃護理系四技的護理專業與通識核心課程，包括：護理專業導論（一年級必修課程）、中國文學專題賞析（一年級選修課程）、藝術與人生（二年級選修課程）、流行音樂脈動（二年級選修課程）、臺灣社會與文化（三年級選修課程）、產科護理學（三年級必修課程）、精神科護理學（三年級必修課程）、護理與人文療癒（四年級選修課程），以行動研究方式將上列課程融入護理人文內涵與素養，並蒐集人文系列性課程數位教材內容的需求與形式。課程設計以四技護理系護理專業與通識核心課程為主，關注的議題是四年護理教育的課程如何扎根與深化學生的護理人文素養，特別是護理養成教育課程必須具備生物科技、社會科學與人文關懷的知識面與技術面向。

　　在一年級「護理專業導論」每位就讀護生的必修課程中，於教學中，引導學生從歷史的角度思考，觀看護理的發展，探索「以病人為中心」的照護理念，省思在未來護理執業中的態度，進而激發學生內在惻隱情懷。一、二年級以「中國文學專題賞析」、「藝術與人生」和「流行音樂的脈動」三門通識核心課程，嘗試啓蒙學生對文學、音樂與藝術的鑑賞與心靈內化，引導學生體驗與領悟閱讀文本，勾連自己的生命經驗，理解及感同身受，在人們生命歷程中不同的經驗與故事；這些人文涵養，奠基學生的護理人文專業能力。三年級的「臺灣社會與文化」從臺灣的主體意識、空難與塵爆、動物與寵物等社會議

題，引導學生觀察社會議題現象，進而關懷這些議題對人們及社會的影響。「產科護理學」課程以家庭為中心理念，期使學生了解婦女及家庭成員面對懷孕身心變化的影響，及產後學習母乳哺餵的經歷與問題，課堂中融入文素養的元素，期許學生由教學中學習關懷與尊重的態度與自我批判思考。「精神科護理學」以案例與情境作為單元議題的主軸，讓學生評估與分析案例過程中，反思以「人」為主體的照護立場，建立尊重與關懷的護病關係，及具有療癒效能的護病溝通。

經過一到三年級在灌注人文素養課程的滋養下，使學生兼具感性與理性的靈性特質。四年級的「護理與人文療癒」以護理專業角色為原點，讓學生思索面對「人」的照顧工作，如何在醫療科技充斥之際，提供具人文精神的護理照顧，除了文本故事的啟發與內化，生命故事分享者常常帶給學生強烈的激盪與省思，也再度淨化與強韌學生對人文關懷的信心與實踐。

六 垂直整合人文課程的單元設計

四技一到四年級通識核心與護理專業人文課程單元設計，每門課程至少3個單元，於單元授課中灌注人文的內涵，8門系列性人文教學方案，如表9-1、表9-2。

表9-1　通識核心課程的人文教學方案

年級	課程名稱	授課單元	課程綱要
一	中國文學專題賞析	閱讀與關懷行動	針對本校學生全體住宿，讓學生利用返鄉機會與長輩共讀本課程相關文本，與長輩對話、聊天、說故事，完成以陪伴關懷長輩為活動目的自主學習活動，並進行反思寫作。
		人文的啓發——我與老人的連結	以「古詩中的童趣」、「臺灣諺語中祖孫關係」與《跟阿嬤去賣掃帚》文本，討論分享自己成長過程與家中長者關係。
		當我愛的人老了	以〈售票口〉、〈聽母親說話〉二文，引導學生反思對父母輩衰老的認知、態度、行為，討論對父母年老關懷照顧的觀察與想法。
二	藝術與人生	希臘神話	(1) 先放圖片說明人體結構中的阿基里斯腱所在位置。 (2) 從希臘神話的特洛伊戰爭說起，這部位為何稱阿基里斯腱。 (3) 從〈木馬屠城記〉引出拉奧孔的故事。 (4) 介紹拉奧孔雕像群對米開蘭基羅的影響。
		藝術家的壓力與書寫療癒	(1) 介紹療癒概念在藝術創作中的意義。 (2) 簡介柴可夫斯基芭蕾舞劇《黑天鵝》的故事。 (3) 賞析黑天鵝影片說明舞臺表演過程是一種自我療癒過程。 (4) 說明電影《黑天鵝》中女主角精神分裂所對應的黑白天鵝特質。
		歸鄉主題	(1) 介紹印地安部落與火車開墾的故事。 (2) 簡介《威廉泰爾序曲》。 (3) 說明歸鄉情結。 (4) 賞析配樂作品並建構歸鄉文化的聆思空間。 (5) 藉由電影《獨行俠》說明配樂的情感與形式。

年級	課程名稱	授課單元	課程綱要
	流行音樂的脈動	懷舊歌曲	訪問家中任何一位長輩，請他/她舉出一首對他們意義重大或是最喜歡的流行歌曲，並說明為何喜歡這首歌。之後學生們去欣賞長輩這首歌，設身處地讓自己融入歌曲中，感受歌曲或歌詞是否也帶給自己感同身受的情境，同時增進對長輩的尊重與關懷。
		1980-1990臺灣與西洋流行音樂	以下三首歌曲〈快樂天堂〉、〈We are the world四海一家〉及〈手牽手（抗SARS之歌）〉分別以動物關懷與環境保護，聲援非洲饑民，鼓勵大家不要恐懼不要放棄等意境所寫的歌，學生們聽完後，觀察是否激發學生心中的愛與慈悲，增加勇氣與行動力。
		期末報告	請同學介紹一位最喜歡的歌手或一首歌曲，並說明喜歡這個歌手或歌曲的原因為何，及對這首歌收穫的體會。
三	臺灣社會與文化	臺灣主體意識	從大稻埕影片當中探討臺灣主體意識的議題，藉由蔣渭水的政治社會運動融入關懷與熱誠的人文內涵。藉由影片反思，引導學生表達及書寫對社會現象的感受及回應。
		災難議題：空難與塵爆	透過2015年復興航空墜機及八仙塵爆案兩起事件的發生原因、過程與結果描述討論，引導學生關懷同理面對災難的生命經驗。
		寵物與動物議題	透過狗狗刑事影片，探討動物保護議題，引導學生關懷寵物與動物，進而培養關懷同理的人文內涵。

表9-2　護理專業系列課程的人文教學方案

年級	課程名稱	授課單元	課程綱要
一	護理專業導論	護理發展史	(1) 歐美護理的早期發展。 (2) 南丁格爾與現代護理。 (3) 我國的護理發展史。小組討論報告護理的人事物歷史。
		專業人際關係	(1) 專業人際互動的意義。 (2) NPR目的與特性。 (3) NPR互動要素。 (4) 護病關係建立過程。 (5) TRM簡介與運用現況。 **教學活動設計**：小組討論、案例分析與反思：臺大醫院失誤移植愛滋病患器官案，討論真誠、同理、尊重之人文要素。
三	產科護理學	妊娠期護理——妊娠期婦女的身心變化	(1) 說明孕期生理及心理變化，生理方面：各系統改變造成影響，及孕期營養攝取；心理方面，由不確定懷孕至證實懷孕過程：初期的驚訝、中期與胎動的情感連結與胎兒互動，至末期身體負荷與幻想生產情境的擔憂等。 (2) 結合講授內容，讓學生透過《好孕提早到》影片，準父母面對懷孕身心變化，期學生對懷孕婦女身心變化的抽象概念，轉為具體化情境。 (3) 案例分享與討論：以臨床照護身懷無腦兒經產婦的生命故事書寫為案例，帶領學生思索高危險性懷孕的心路歷程。

年級	課程名稱	授課單元	課程綱要
		產後期護理──1.產後身心變化與照護之關懷；2.母乳哺育	(1) 說明產後期身心變化，尤其面對自然生產會陰傷口疼痛，影響婦女身體舒適感，透過講授及影片輔助，達到學習效果。面對產後身體情況復原檢查，醫護人員應有態度。透過講授及輔助影片，引發學生思考與反思。 (2) 母乳哺育模擬情境體驗教學，學習面對有哺乳困擾的婦女，15分鐘的模擬後，引發學生思考與辯證，學會合宜處理方法與溝通語言及非語言技巧。
		生產教育	(1) 孕婦體驗衣模擬體驗。設計以男學生模擬孕婦，身穿孕婦體驗衣，模擬日常生活動作、生產球練習，生產教育課程之待產期間第一產程呼吸技巧與第二產程之腹壓用力生產模擬動作，並經由分組活動讓學生互相演練。 (2) 撰寫回饋單──書寫心得與反思。
	精神科護理學	治療性人際關係	(1) 介紹治療性人際關係理論與定義。 (2) 說明治療性人際關係在臨床實務的應用。 (3) 藉由《心靈捕手》影片介紹治療性人際關係發展的過程與任務。
		治療性溝通	(1) 介紹同理心溝通的理論與定義。 (2) 以案例介紹PAC理論與定義。 (3) 以情境演練方式，讓學生執行同理心溝通並反思護病溝通常見的迷思。
四	護理與人文療癒	人文的啟發──我的出生地、家與生命的連結	依自己出生地分組，討論出生地的人文地方特色，生活經驗與生命記憶畫出印象最深刻的家，與家鄉人事物的大地圖，討論分享家鄉人事物的改變，自己對家鄉改變的感受。

年級	課程名稱	授課單元	課程綱要
		李克翰人文關懷實踐分享與討論	邀請被照顧者分享對人文照顧的期待,並請照顧者與其進行課程現場的對話,從對話中,讓學生理解臨床環境與照護體系等因素限制護理人文實踐,探討從限制的結構因素中形塑自己對護理人文實踐的承諾與信心。
		焦點團體	以人文關懷自我反思評估工具,讓同學了解自己對護理人文的認知、態度與行為表現,討論及回應學生對人文關懷的想法。

七 課程評價工具

　　垂直整合通識核心與護理專業人文教學課程評價的設計,有開放性提問的反思指引,如表9-3,與表9-4所列。

表9-3　通識核心課程質性評價指引

年級	課程名稱	授課單元	質性評價指引
一	中國文學專題賞析	閱讀與關懷行動	關懷行動的活動流程、具體成果、心得感想。
		當我愛的人老了	中文經典導讀期末心得。
二	藝術與人生	希臘神話	令我最印象深刻的一堂課?
		藝術家的壓力與書寫療癒	
		歸鄉主題	

		懷舊歌曲	訪問家中任何一位長輩，請他/她舉出一首對他們意義重大或是最喜歡的流行歌曲，並說明為何喜歡這首歌。
二	流行音樂的脈動	1980-1990臺灣與西洋流行音樂	介紹一位最喜歡的歌手或一首歌曲，並說明喜歡這個歌手或歌曲的原因為何。自己是否因為這首歌而有什麼不一樣的轉變或收穫。
		期末報告	
三	臺灣社會與文化	臺灣主體意識	(1)對電影大稻埕印象深刻的情節，本片有哪些重要角色？(2)朱哥、阿純、宥西、阿蕊……蔣渭水時代的社會問題（如鴉片、二等國民）與現代社會問題有何異同？(3)由本片聯想到其他電影（例如：海角七號、賽德克巴萊）？(4)發揮想像力，改編電影部分情節？或者給本片另一種結局？(5)尊重·關懷·熱誠·疾病表現？(6)在電影裡哪些人物或情節當中？
		災難議題：空難與塵爆	(1)說明復興航空空難的原因與經過？(2)說明八仙塵爆的原因與經過？(3)舉例說明其他災難事件？(4)例如921如何做好風險管控，使災損降到最低？(5)在災難事件當中，探討尊重、關懷與熱誠等人文內涵？
		寵物與動物議題	(1)電影印象深刻的情節？(2)分享其他與動物的電影？(3)分享養寵物或動物的經驗？(4)養寵物的人逐漸增加，其可能原因為何？(5)當人對動物的喜愛更甚於他人，對動物的信任與互動更甚於他人，是正常現象或異常現象？(6)本片對犯嫌有何描述？(7)從影片與台灣社會案例當中，尋找尊重、關懷與熱誠等人文內涵？

表9-4　護理專業課程質性評價指引

年級	課程名稱	授課單元	質性評價指引
一	護理專業導論	護理發展史	(1)透由《Yes，護理人員》影片，以及課室中的案例分享，你覺得「好的護理人員」，在臨床照顧上應該要有哪些表現？
		專業人際關係	(2)你認為你具備上述那些特質？欠缺哪些？為什麼？
三	產科護理學	妊娠期護理妊娠期婦女的身心變化	(1)妊娠期生心理變化融合影片—《好孕提早到》，其中相關橋段的搭配，你的心得想法是？ (2)由男同學穿著孕婦體驗衣，模擬孕婦及上生產球，你的心得感想？
		產後期護理	由實習經驗的生命故事述說，無腦兒的真實案例分享搭配孕期營養課程，由這個案例中，你感受到什麼？
		生產教育	
	精神科護理學	治療性人際關係	情境演練的心得分享。
		治療性溝通	
四	護理與人文療癒	人文的啟發—我的出生地、家與生命的連結	(1)到目前為止，本課程哪些單元讓你印象深刻？為什麼？經過這些單元的學習，你有什麼心得？ (2)你要如何應用在你未來的護理專業生涯中？(3)到目前為止，你認為護理人文是什麼？你認為你具備哪些護理人文的特質？欠缺哪些？為什麼？
		李克翰人文關懷實踐分享與討論	(1)本課程已經進入尾聲，從一月上課至今，三、四月完成最後一場護理實習，透過實習的實務經驗反思，你認為你在選習期間做過哪些護理人文關懷的事件？請舉三個事件？ (2)請分享在聆聽李克翰心理師講演內容中，你所獲得的成長或感動？
		焦點團體	

八 護理人文影音數位教材的教學設計

通識核心與護理人文課程，融入影音數位教材的教學設計，如表9-5。護理人文數位教材製作，共包括：《音樂人文關懷——山丘》、《李克翰講座——120公分高的世界》、《蕭文伶護理長——護理感動的力量》、《山丘、閱讀與關懷》等4部影片，教學設計與評價，如表9-6。

表9-5　護理人文數位教學設計

課程類別	年級	課程名稱	授課單元	教學評價設計
通識核心課程	二年級	流行音樂的脈動	(1)護理人文數位教材《音樂人文關懷——山丘》	(1)請學生藉由詢問家人「最愛的一首歌」與家人互動，播放學生訪問家人的心得回饋，所精心製作的動畫影片學生看。 (2)藉由活動與影片，讓學生察覺體會關懷的重要性，學習傾聽同理。
護理專業課程	四年級	護理與人文	人文分享課程之回饋 (1)《李克翰講座——120公分高的世界》 (2)《蕭文伶護理長——護理感動的力量》	(1)您覺得在學校裡，哪些課程對您的人文素養有所啟發或提升？請舉出最有啟發的三門課程。 (2)這些啟發您人文素養的課程，讓您印象深刻的是什麼？ (3)您認為護理人員應具備什麼人文素養嗎？為什麼？

		(3)滋養自我—文學與藝術：《山丘、閱讀與關懷》。	(4)在您過去的實習經驗或工作中，是否曾感受你或你周遭的人，具備人文素養？實踐人文精神？請舉例說明。
			(5)請簡單說明，您選修護理與人文這門課的理由？
			(6)經過這些單元的學習，你有什麼心得？
			(7)你要如何應用在你未來的護理專業生涯中？

表9-6　護理與人文課程數位教材教學之質性評價設計

授課單元	質性評價
人文關懷實踐分享	(1)聽完李克翰老師的分享，你同意身為照顧者，同時也是被照顧者嗎？請分享你的觀點。
	(2)聽完蕭護理長的分享，護理工作是助人的工作，你想想你在臨床做過哪些助人的工作？
	(3)請就此單元數位影片的優缺點提出你的建議？
滋養自我—文學與藝術	(1)妳心中的那首歌（或那篇文章）是？請簡介這首歌（或這篇文章）
	(2)這首歌（這篇文章）哪裡與你產生共鳴？
	(3)這首歌（這篇文章）是如何和自己的生命故事交織？
	(4)以此歌曲（文章）對你達到滋養自我的效果嗎？請說明。
	(5)你還有其他方式來滋養自己的精神能量嗎？

　　上述護理與人文數位教材之課程設計，係以播放音樂及影音動畫教材教學，該教材之製作乃是學生藉訪問長輩最喜歡的歌曲而選取的，從學生與父親互動的觀點切入，結合李宗盛先生作詞作曲的〈山

丘〉，藉由歌詞中的中年人回首人生的意境作為前導引發動機。學生藉著父親喜愛的這首歌初次進入了父親成長的青春歲月。此教學設計目的，在期使學生超越醫療化之框架，透過接觸不同生命經驗與價值觀，擴展知覺領域，進而增進人文涵養。

　　護理人文為選修課程，教學活動開始時，邀請同學安靜兩三分鐘，思索一首自己最喜歡或最有意義的歌，然後分為6至7人一組，輪流以手機撥放那一首歌，並談自己與這首歌的故事。之後，我們設計人文反思的問題，蒐集護生的學習經驗，了解應用數位媒材的學習成效。引導同學反思音樂對人文教育影響的提問設計，如表9-7。

表9-7　人文反思提問設計

反思提問	問題設計動機
1.介紹您心中的那首歌？	引導反思自我生命階段
2.這首歌哪裡與您產生共鳴？	進入歌曲的特色、意境或美感與藝術經驗
3.這首歌是如何和自己的生命交織？	引導思考歌曲與自我生命兩者之連結
4.以歌為題材與同學互動，對您產生的效果是？	探討動畫媒材與聽覺藝術的教學成效
5.其他上課心得或建議？	以開放視角了解學習者的多元經驗

九 數位教材教學「人文反思」質性分析

二技護理系共128位同學，選修「護理與人文」數位教材教學之課程，98.5%為女性，男生1.5%，學生年齡介於21-36歲。依據反思提問的結果發現，學生喜歡的音樂特性，主要為華語流行音樂，音樂曲風則以抒情慢板情歌歌曲為主，主題則涵括愛情、親情、夢想勵志，也包括Kuso或無厘頭式的內容。

質性分析結果，發現以音樂動畫作為教學媒材，最主要的學習成效是「滋養」，以情緒為中心的滋養，包括寄託思念、逃離現實、正向鼓勵、道出哀傷。當歌曲與人心交響，它將產生一種呼應心情產生的共鳴，陪伴人度過生命中對於親情的寄託、友情的回憶或是於愛情中的喜怒哀樂，音樂震動聽者的靈魂，滋養聽者的生命與精神。歌曲與聽者本人生命經驗交織，分成寄託思念、逃離現實、正向鼓勵、道出哀傷。詳述如下：

（一）寄託思念

音樂讓聽者想起自己的親人、與親人相處的生命經驗，抒發思念親人的心情獲得共鳴。摘錄四位學生對以音樂為素材的教學反思回饋，學生的回應是：

我覺得它完全寫出一個離鄉背井在外求學及工作的人對家的心

聲，不管城市多麼先進繁榮，都比不過家來的溫暖，當我想家人時我就會聽這首歌，讓我可以好好的哭，發洩想家的情緒。（學生079）

聽到這首歌就會想到阿婆，她住花蓮我在台北，一回到家第一件事就是趴到她身上，跟她聊聊近況，看見她那暖得像太陽的微笑所有煩惱自動煙消雲散，充完電，繼續勇敢出發，回到工作崗位。（學生037）

當親人離世，那股因後悔而伴隨的思念更深。聽著這首歌，就想起我的外婆，我也希望有機會能讓我回到過去，希望我能好好把握當時的每一個時刻，才不會變成現在這樣，有著滿滿的遺憾。（學生014）

起初聽到筷子兄弟演唱的〈父親〉這首歌時，便想到自己的父親，總是會哭到無法自拔，甚至不太敢聽，因為怕一聽就會哭到止不住淚水，但現在隨著時間過去，我逐漸成為爸爸心目中讓他可以驕傲的女兒，對這首歌就有滿滿的能量，每當想父親時，就會聽聽這首歌。（學生014）

雖然親人的離開帶給人悲傷與思念，但因為音樂讓情緒得以抒發轉換，而讓人能獲得重生的力量。

（二）逃離現實

我們總希望自己生活在一個美好世界，但現實世界總是充滿各種

的壓力、挫折、焦慮，可是音樂就像是一把鑰匙，它能開啓通往新世界的大門，讓聽者能夠脫離令人感到沉重的現實世界通往一個精神烏托邦世界，只要聽者戴上耳機或是打開音響喇叭，將自己的身心沉浸在音樂當中，音樂就帶領聽者來到一個美好的世界，瞬間忘記眼前紛亂的現實。

一首〈香格里拉〉反映出當下的心境，無論是開心或難過，聽音樂的時候，投入其中，能試著陶冶及放鬆心靈，也許歌就是這樣療癒人心的存在。（學生059）。

當心裡很煩燥或有壓力時，聽了這首歌會讓人想起小時候的事情，總會讓我壓力適時的解放，這就是因爲音樂連結起聽者回憶，使聽者沉浸在過去美好回憶之中，來到脫離現實世界的精神烏托邦，讓人脫離眼前現實壓力的效果。（學生080）

（三）正向鼓勵

因住校與同學間整天24小時都相處在一起，生活中的互動與摩擦，無論是愉快的或是討厭的，音樂使人想起與朋友在一起的時光，像是聽到〈思念是一場病〉就想到和朋友在一起練唱的回憶。

五專時期到哪裡都有這首歌的出現，大家還一起練唱，分段落，你唱哪裡我唱哪裡，她陪伴我們度過很多不開心、開心的事，大家一

起唱這首歌，就會很有感觸，覺得會得到很多力量，身邊還是有很多朋友支持、同在的感覺。（學生011）

在這些美好友情的生命經驗裡，因為有音樂的陪伴而不斷地滋養著聽者的心靈。

聽著李宗盛唱得的〈山丘〉，聽完後就覺得跟目前生命歷程中的工作有些感觸，會開始想自己的人生歷程到底經歷了些什麼，深思是否今天的一切是自己所想要的，會回顧自己以及反省自我。

當音樂讓人對生命歷程中的某些片斷有所感觸不禁總是讓人自我反省，磨合自己想法，讓自己越來越好！

只要遇到挫折時就會聽一下這首歌，想想今天遇到的挫折是不是怎樣做可以更好，然後再想想自己還有哪裡還可以再進步。（學生071）

歌曲啟發人生的一些道理，而在經歷人生的淬鍊之後，回頭再看看過去，會有更多的感觸，有歡樂苦澀，點滴在心頭。

〈逆風飛翔〉中的歌詞給聽者很大勇氣，也讓他能在護理的道路上繼續努力的向前走。

這首歌，有著暖心的歌詞，配上歌手溫暖的聲音，整個讓我很放鬆。在身心都疲累的時候聽這首歌，會有想掉淚的衝動，因爲像是說著自己的故事，抱怨很多、找不到方向及想放棄的念頭，然而歌詞出現「笑看那些不如意，只要你，不怕風雨，你看人生多麼的美麗」，會給我一點力量，只要換個角度想，笑看那些不如意，就會發現人生其實很美麗。很正向的一首歌，讓人感覺很舒服，如果眞的哭了，也沒關係，哭完眼淚擦乾，繼續加油！在人生的每個時期，都會經歷難過痛苦，覺得沒有明天的時刻，藉由音樂抒發心情，獲得精神上的滋養後，讓人鼓起勇氣繼續努力！

另一首歌〈向晚的迷途指南〉，讓人體會到人生的感慨，並有新的體會。

第一次聽見這首歌是在學校辦的演講裡，讓我感動得想落淚，過去面對很多決定時我都會想很多，甚至一個人想到大哭，覺得能不能有誰來幫幫我，但其實沒有誰能幫助別人的人生，我最後明白了決定的過程是困難的，但只要勇敢面對、勇敢向前，最後的結果都會是好的。也讓人感受到快樂與溫暖：聽這首歌會比較快樂，心情不好時或是遇到不順的事時聽，比較覺得不會這麼絕望，會開始想快樂才是指南，不要想這麼多。（學生056）

（四）道出哀傷

　　生命裡有很多的事情，並不是想說就能說出口的，有時明明悲苦萬分，卻又怎麼樣都無法將悲傷言明，生命裡感情有千萬種姿態，不是甚麼都可以用言語說清楚，此時藉由音樂將自己的心情表達出來。

　　我聽到Passenger唱的〈LET HER GO〉這首歌唱出了人生許多的遺憾與懊悔，幫你唱出心中那些不能說的事，說（唱）出來就能正視它，習慣它，平復這些心中的缺憾。（學生017）

　　分手時，充滿負面情緒，聽悲傷情歌，釋放負面情緒，在音樂之中尋找到一種陪伴、同理、棲身之處，藉由音樂平撫失戀的心情進而療癒身心，因為一個巧合聽到這首歌，他的歌詞讓我的武裝瓦解了，漸漸平息了我的悲傷，讓我不在死巷裡拼命掙扎。（學生063）

　　在因感情受傷痛苦時，是這首歌陪我走過來的，讓我對自己在感情的部分有了更多見解，也成長了許多。（學生021）

　　失戀的日子還是要過下去，聽者的心情隨著音樂的節奏起伏，使人體會愛情的酸甜苦辣。綜上，音樂滋養聽者的青春記憶。歌曲與聽者生命經驗交織，引起共鳴。有時當藉著某種形式將自己心底最內在的聲音表達出來時，自己也會感到某種宣洩。透過音樂音符的變化，歌詞傳達的意念，讓不同的人在不同的心境時，聽同一首歌會有不同

的感受與體會滋養。在進入醫療職場之後，紛亂的社會現實，總得面對各種生命交關的時刻及病患家屬的壓力，尤其需要能夠精神滋養媒介物，讓醫護專業人員能對人生保持熱情，不致被現實磨滅。

　　由上述分析發現，將流行音樂納入課程內容，教學方式活潑上課氣氛，在課室感受到音樂改變授課氛圍，不同於單純的言語交談。當學生對於可以自由使用手機一事，感到禁忌被消除的放鬆與快樂；透過流行音樂更了解同學彼此，音樂是一個強力的媒介，不同班級同學合班上課，彼此並不熟悉。藉由音樂分享快速拉近彼此的距離，尤其是喜愛同一位歌手的狀況時。對於教學者與學習者之間由於成長背景的差距，很自然產生代溝的，如流行歌曲的年代不同或不了解學生為何會喜歡無厘頭的歌詞，透過聆聽學生的理由，學生感受到被尊重被理解。雖然少部分同學（尤其是男性同學），對音樂較不熱衷，對以音樂為媒材感到不易融入，但還能參與分享，感受到女同學們討論的熱情快樂或是哀傷的氛圍。

　　藝術或美學的經驗是感性的，對情緒的喚醒是直接的。音樂對人的情緒產生影響，帶來洗滌的效果，當有所寄託，或得以抒發，情緒就得以疏通而得到心靈的平靜、滿足或快樂，不再停滯，繼之而有能量的產生，更具有愛人的能力。相較於知識性的或理性的灌輸，聽覺藝術具有更強大的穿透力與感染力，有益於滋養人文養分的教學媒材。藉由同儕分享，不管是快樂經驗的再體驗，或是偏負面的自我情緒宣洩，都是一種自我的整理與安慰，同學覺得放鬆與滿意，因為結

合數位動畫教材、聽覺藝術與教師適當的導引能鬆動學生間彼此的陌生感、藉由共同聆聽與享受音樂之美而共享、共在，成為你我之間一個很好的橋梁，而不需要費力找尋話題。音樂超越語言，旋律之美，直指人心，也帶來享受。也許是辛苦或痛苦不幸的回憶，但透過充滿音樂的氛圍之中能自然地敘說，獲得了理解。同時也更深刻理解同學的過去或者其家人之生活故事，而擴展生活經驗。對絕大部分學生而言，能有效地促進教學效果，音樂分享讓同學，藉由情緒連結給出故事與滋養自我，能減輕內在的壓力或者更肯定正面的幸福與快樂，而帶來更多正面的能量。而這樣自我照顧的能量，亦可賦能學生去體貼他人，增進護理系學生的人文關懷能量。

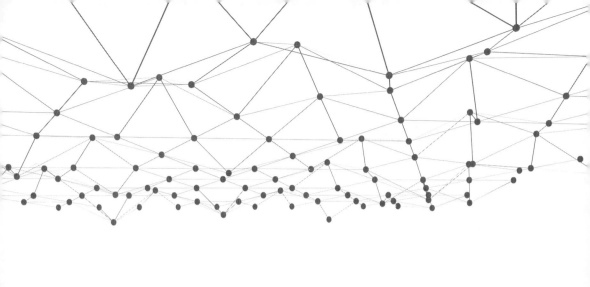

◆ 第四篇

人文反思評價

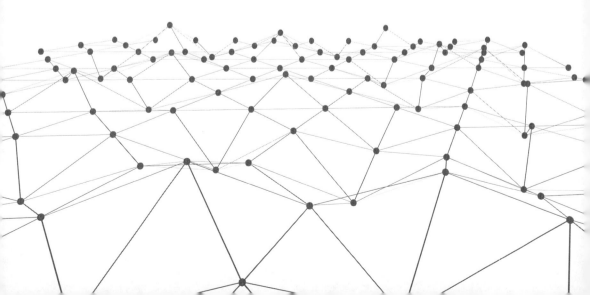

第十章

垂直整合通識核心課程與護理專業課程之反思評價

葉美玉、廖珮君、呂雀芬

　　垂直整合之通識核心與護理專業課程之評價，內容包括三部分，通識核心與護理專業課程護生的反思評價分析，以及「護理人文關懷與實踐」問卷結果分析，透過質量化評價，確認垂直整合課程的內涵與設計，達成人文教學目標。其中通識核心課程的研究資料，係指104學年規劃四技一至三年級之4門通識核心課程（中國文學賞析、藝術與人生、流行音樂的脈動，與臺灣社會與文化）的人文教學方案成果。該成果內容源自每門課程中至少3個單元課程，進行灌注人文內涵教學後，蒐集開放性提問心得與反思作業，共蒐集191位學生的心得及反思作業，分析結果詳如下述。

一 通識核心課程的反思評價

　　通識核心課程是人文素養的孕育階段，透過藝術（聽藝、表藝）、人文課程的堆疊，讓學生從自身的成長經驗出發、擴及家人或

親人的認識，再向外延伸到社會層面。而護理專業課程應是實踐階段。在這個垂直整合通識課程的教育脈絡中，需要有細緻的孕育過程，將來才能落實在臨床實習，以及未來職場的展現。研究者分析質性研究結果，發現包括：與人的連結的深度與廣度的增加、感動的情緒、嘗試理解與共鳴，分述於下。

（一）感動的情緒──深化與人的連結

藝術具有激發與感動人心的強烈魅力。學生作業是訪問家人或親人最喜歡的流行歌曲，並說明背景、原因與心得。被訪問者年齡約在50-90歲之間，當學生採取探問者的角度，被訪問者被放置在一個獨特的敘說者位置，這個位置具被好奇、關注與超然的特質。當受訪者娓娓道出個人與歌曲的過往的生命經驗連結，受訪者有不同的樣態，或者坦然以對，或不好意思地推拖閃躲。但都是真情告白，敘說之時，受訪者被觸動，這樣的觸動也引發聽（訪）者的情緒共感。當學生被感動，就表示學生本身有能力，進入他者的狀態。在被感動的瞬間，是藉由他者（或以音樂的形式）道出自己的心聲，可以看似不經意的，但卻是精準的，撩動最深刻，甚或是被遺忘但卻是未曾消失的感受。

爸爸、媽媽、奶奶述說那首喜歡的歌對自己的意義，與長輩的生命歷史交織。每首歌的背後都能道出長輩的童年或少年經驗，引發同學能對親人有另一角度的認識，進而與親人產生更有深度的情感連

結，且更細膩的感動層次：

爸爸跟我說在他小學三年級跟阿祖到新家住，阿公阿嬤還在舊家整頓，每到放學時他總是會想哼〈小小羊兒要回家〉……爸爸說在以前的時代，大家都很早睡，尤其阿祖的作息又更早，所以他常一個人自己寫作業或是玩耍，看著夜晚中發光的星星，也會讓他想起〈小小羊兒要回家〉這首歌，爸爸覺得小時候的他是藉由這首歌想念父母，與呈現沒有玩伴的落寞心境……。我想在爸爸那個年代，沒有很多娛樂可以暫且忘記孤單、寂寞、思念之情，所以當出現一首貼近自己心境的歌曲，可當作他童年時期的慰藉……對於當時還是小孩的他，可以輕鬆哼唱，排遣無聊的娛樂，卻也成為他人生中最重要的歌曲，至今快50歲的他還清晰記得這首歌與兒時心境的連結，20144

這週回家請教媽媽，一直知道媽媽喜歡聽民歌，藉由這次報告仔細問，有沒有特別喜歡哪位歌手，媽媽說，很多民歌手她都很喜歡，但特別是黃大城，他的唱腔與悠揚的音樂聲，給人一種很舒服的感覺……而喜歡的原因，在媽媽那個年代，能讀大學是一件很了不起的事，因為家裡的關係，媽媽沒辦法上大學，看到民歌手在舞臺上大放異彩，揮灑著學生時期的青春……羨慕他們。20315

我的外婆出生於民國23年，當時是在日治時期，在西元1943年

時，呂泉生根據小說家張文環唱的嘉義梅山地區民謠小調創作這首〈一隻鳥仔哮啾啾〉，這首歌謠流露出國破家亡的悲憤。當時的外婆只有9歲大，處在抗日的時代，這首歌謠歌詞雖然簡單，但是唱出來的歌聲高亢，唱出臺灣人民的憤怒及不平的心情。外婆說：「當時的臺灣人民就像是歌詞裡寫的一樣，是一隻找無巢的鳥仔，想起小時候時不時就聽到炸彈爆炸的聲音，一家大小就得趕緊奔跑躲到防空洞裡避難，過著這種驚嚇的日子，抗日的同胞們更是傷痕累累、流離四散的在為臺灣人民奮戰，每想起當年的樣子就悲從中來的唱出：『什麼人給阮弄破這個巢』。」20229

在理解長輩之後，產生的深刻體諒與回饋之情，是行動回應的良善開端。

感謝媽媽跟我分享她少女時代喜歡的歌，為工作與家庭努力的日子太勞碌，她說自己喜歡聽的歌有好多首都忘了，只依稀記得片段旋律，已經很久沒有細細聆聽一首自己喜歡的歌，我想身為孩子的我應該要多替老媽分擔一些事情，讓她能稍稍鬆口氣，有多一點時間休息做她自己想做的事。20631

我爸最喜歡的歌曲，我永遠記得是李宗盛的〈山丘〉，常常在家不管是看書看電視還是打電腦，爸爸永遠哼著：「越過山丘，雖然已

白了頭，喋喋不休，時不我予的哀愁，還未如願見著不朽，就把自己先搞丟；越過山丘，才發現無人等候，喋喋不休，再也喚不回溫柔，為何記不得上一次是誰給的擁抱，在什麼時候……」聽了很久其實一直不了解為什麼爸爸這麼愛這首歌，直到有一天我抓著爸爸問，爸爸到底你為什麼每天都在唱越過山丘，這首歌有這麼好聽嗎？爸爸笑了笑說，其實以前他住的鄉下家後面有一個小山丘，小學時喜歡在山丘那和鄰居們一起玩耍、賽跑，而國中時是一個壓力抒發大叫的好地方，在那許下無數的心願，並開始朝向夢想前進，不知有多少青春年少留在那座山丘上，但是人生悠悠，時光匆匆，隨著時代的改變，那塊地慢慢的被開發，佇立著一棟一棟的房子，曾經的回憶寶藏就這樣消失了，其實在爸爸心中山丘並不只是一座山，卻也有著年輕時曾想證明自己的存在，在人生不停的戰鬥中，擁有喜怒哀樂，不同的人生際遇、苦難，有追不回的夢想，有留不住的青春，如同山丘這首歌，在不同時間不同地點，都能讓人感受到不同的想法，而每當爸爸回憶起過去，這首歌就像是一個能安撫他心中缺少的那個缺口。20152

　　學生聽完長輩的故事，也產生很大的好奇心去聽這些歌，甚至是反覆的聽，一邊寫作業一邊聽，也有更細緻的察覺：

　　這次訪問完媽媽後，一直重複聽著這首歌曲〈飄浪之女〉，不同版本不同感受，聽完這首歌能感受到那份苦，更能感覺到無奈。那樣

時代背景下的女人，一個人很辛苦，在經歷這麼多事後，成長了，卻也不免感嘆一下自己的經歷，歌曲的最後一句歌詞，寫到「飄飄何處青春榮華，了結只有我一生」，聽著、看著、感受著，這份無奈、悲苦到底還是得一個人去承受，深入其境的去體會一首歌曲，又或者說是一個故事，感同身受後，自己還真覺得有那麼點惆悵了呢！20244

在聽完這首歌〈秋詩篇篇〉後，我發現老歌很多都是以優美的詞句描寫景物，以景物來詮釋欲表達的情感，現在的流行歌曲大多都是平鋪直述地將情感表露無遺，但有了景色的襯托能使整首歌曲更有意境。我喜歡這首歌當中的這段詞「我心付諸於流水，恰似落葉飄零」，用秋景來描寫失落的感情。20631

邊打著這份作業，聽著這一首歌〈山丘〉，聽第一次感受不大，聽第二次慢慢品味著歌詞，聽第三次後好像慢慢的能感受其意義，可是有種越聽越沉重的感覺，歲月就是這樣轉眼間消逝，回頭看看曾經的遺憾，才會雜念、抱怨、失望，感嘆以前對自己的期許，並沒有留下任何足跡……。20152

透過長輩的生命故事與歌曲的交融，也回過頭映照自己的生命，更有可能是回應到閱聽者（學生）的個人私密切身成長經驗，卻也可能產生不同的觀點。

　　周蕙的〈約定〉，是我媽媽跟我大阿姨最喜歡的一首歌，她們之所以喜歡這首歌，是因爲這首歌是她們最小的妹妹，也就是我的小阿姨生前最喜歡的歌，因此她們藉由〈約定〉這首歌來懷念自殺逝去的小妹……我自己對這首歌的看法，大致上分三個階段，第一階段是阿姨過世前，那時候只是覺得很常聽到這首歌，聽到膩了音響播的還是這首；第二階段是阿姨過世後，那時候有幾年一直不敢聽這首歌，只要聽到這首歌就會想起小阿姨，加上當時年紀小（小學）腦中有各種無限小劇場，總覺得只要聽到這首歌阿姨就會突然出現在我身邊，因此那段時間一直很有陰影；最後一個階段則是交到人生第一個初戀，「遠處的鐘聲迴盪在雨裡，我們在屋簷底下牽手聽，幻想教堂裡頭那場婚禮，是爲祝福我倆而舉行」，就是這四句歌詞讓那時充滿少女情懷的我深深愛上這首歌，一直以爲自己「只要好好的愛對方，傻傻的愛對方，不去計較公平不公平就能這麼幸福直到永遠」，但再美好的夢還是會有醒來的那一天，雖然我的初戀最終是在眼淚中收場，但相反的自己也因爲這段感情重新對這首歌有新的體悟，人生中難得有這麼一首好歌可以陪伴我度過純眞的童年、青澀的情竇初開，相信未來的紅毯上這首歌還是會陪我走下去的。20001

　　音樂詞曲，乘載著屬於長輩的回憶與感情，是生命的濃縮與象徵。歌聲載著言說者，一同抵達生命中最遙遠的地方，記憶所繫之處……。透過了聽覺藝術的氛圍，超越言說或是談話形式中各自的推

理想像的孤單，一首優美撫慰人心的歌曲，大大促成不同世代間人們的理解與同在。修了這門課與完成這份報告，讓我更加體會到音樂對每個人的回憶是如此重要，一生當中總有幾次會閃過對自己影響很深的歌曲，藉由歌曲再去懷念當時的故事，也許回憶過去有好有壞，但音樂卻爲我們留下當時最眞實的感受。20144

　　每個人心中都有屬於自己的一段文字，或是一首歌曲，外婆用這首歌告訴我關於她小時候的故事，一首屬於外婆的心靈故事，很開心能有機會做這相差60年的交流，很特別，也好有趣。所以我想，如果我生在那個年代，處在一個跟外婆一樣的生活環境，我也會對這首民謠朗朗上口、時常哼唱。20229

（二）社會議題──拓寬與人的連結

　　臺灣社會與文化課程，擴大個人或家庭的視野，引導生認識臺灣當代社會與文化。舉例而言，民國38年隨政府來臺的族群形成了眷村文化。除臺灣主體意識，與空難、塵爆議題，與動物與寵物議題外，也分別從家庭、校園、職場、偏差與犯罪、醫療糾紛等面向，引導學生觀察社會變化的現象及個人適應的議題。教學策略包括：其一透過影片欣賞加深學生對情境與上述議題的認識。其二透過學生分組討論與分享，使學生建立自己的價值與意義。其三透過寫心得使學生

表達對社會力的感受及自身回應。

　　整體作業分析方面，本作業共收31分，就文本主題部分，學生可以選擇電影、社會事件、小說或其他，分析作業內容，電影計29份，占94%。社會事件（例如八仙塵爆事件）計2份，占6%。顯示學生偏好以電影作為思考與討論的文本。

　　就人文內涵而言，提供尊重、關懷與熱忱三個人文內涵相關概念選項，請學生依其作業書寫內涵的重點，勾選三個人文內涵，最少選一項，最多選三項。分析學生作業的內容，共20位學生選擇「關懷」項目，「熱忱」共計18位，「尊重」有8位。顯示學生對於關懷及熱忱2項人文內涵，較能抒發心得。尊重的概念或實踐，對學生而言是較為困難的。與流行歌曲訪問長輩相比較，以心得作業分析，發現臺灣社會與文化課程的心得比較理性；學生的情感較為收斂，同時也有提出批判性思考的內容，是其特色。

　　八仙塵爆後，關注幾位醫師、護理師的FB，透露驚心動魄的急救過程，為患者加油打氣。他們犧牲睡眠與陪伴家人的時間，分秒必爭……種種場景讓我深深感佩學長學姐的付出。30108

　　觀看完電影《七號房的禮物》學生寫出對受刑犯的衷心感受，與多元角度思考。

　　就像影片中七號房的犯人們，雖然都有做過違法的事，但眞正了解他們後，你會發現並不是你想像中的那樣，反而是看到他們熱心助人的那一面。這部片不僅以幽默以及悲傷貫穿整部電影，更讓觀者的我們對於爲人處事、最初的修養以及道德上的思辨有更正向的積極思考：我們應該以最初的包容以及關懷來看待這個世界，而不是帶著成見與不好的經驗去否定任何一件人事物。30247

（三）理解行動與共鳴

　　大時代背景無法重現，時間與社會不斷向前推移，生活經驗塑造出不同的價值觀。世代間差距的存在實乃必然。願意去傾聽、嘗試理解，就是一個良善的開端。言說者與聆聽者之間，也許無法達到百分百的理解，但在嘗試理解的企圖中，就是關懷。關懷的表現（或是元素）就是嘗試去理解他者，嘗試理解的行動中，自然地衍生出尊重的態度。而且不管多少程度的理解，都可以產生不同狀態的共鳴。就像每位長輩挑的歌曲都不盡相同，歌曲引發長輩的情感共鳴，但共鳴的點各有不同，可能是整首歌整體的美感、旋律、歌詞的意境、演唱者的詮釋等。

　　此外歌曲具有再製、重播、共享的特性。由於美感經驗的同一性，聆聽者雖然無法回到言說者生活的時空，卻能創造並享有彼此的共感經驗。臺灣社會與文化的課程則擴大關懷的層面到不認識的他

人。看到階級與權力關係、如弱勢團體的處境。電影《七號房的禮物》，讓學生（觀看者）從命案事件、人際互動具體而微的描寫，理解到弱勢的處境，關懷的情懷於焉產生。

目前有關人文護理的研究文獻仍在萌芽階段，以humanity為Cochrane資料庫為查詢對象，發現並無文獻回顧（review）的文章。儘管如此，醫學人文教育，在近十多年來，是一個熱門的關注焦點。在醫學、護理學與諮商心理學界都有論述產出（劉介修、劉克明，2004；葉美玉、李選，2011；林耀盛，2011）。林耀盛（2011）指出，將素樸性實用主義觀點的「科學家」─「實務者」訓練模式，轉向為以「人文為體，科學為用」的「互為體用」反思性實踐主義觀點。這不僅是認識論典範的轉移，更是將臨床心理學訓練發展，從「人類」範疇的靜態本質論，轉化為「成人」處境的「與時俱進」方案。

余安邦（2013）指出，當前華人社會，無論是臨床心理諮商或醫護專業工作，都普遍地走向「目標取向」、「工具理性」，以及要求實證（或以所謂科學證據為基礎）、爭取速解的「專業」發展。相較於傳統社會文化交互關聯的支持照顧網絡，所謂的「助人專業」似已變成一種十足「階層化」、「商品化」，甚至被國家醫療制度所綁架的行業，而形成資本主義式「消費化」、「速食式」的醫療市場，嚴重缺乏人文的深度與廣度。甚而，臺灣的人文及社會科學界，也因為或多或少不再作為面對人類生活苦痛的立足點，而出現了嚴重疏離

化與空虛化的危險。

二 垂直整合通識核心課程設計的反思

　　疏離確實是臺灣社會或是現代資本主義社會的危機與副作用。人文素養的涵養更是當務之急。本研究發現這樣的課程設計，確實有助於學生人文素養的培育。研究者嘗試以下列這三種現象，加以詮釋：

（一）關懷素養的培育──以理解與共感作為一個開端

　　鄭毓瑜（2011）在探討「文」的起源。發現其間是透過人「心」而互動的，四時感物，讓人與自然都處在一個共感的循環中。培養學生能理解家人，看清自己所處社會的歷史過往。

　　劉毅鳴（2016）以「創作」為核心，如同寫一首詩、畫一幅畫或演奏一首曲子，理想的世界，使人們的心靈在其中淨化、昇華。這可說是人文的本質或內在價值；邏輯推論與批判思考，與藝術作品重視豐富的情感、具體的意象，兩者都同樣試圖在現實世界之上，描繪一個超越現實環境，皆為展現真、善、美的境界。

（二）小格局（自身與家）與大視野（vision 與高度）

　　葉美玉、李選（2011）指出「人文」是在說明個人要以仁義道德、禮樂、倫常為其行為準繩，並藉以規範「人與自己」、「人與

人」、「人與社會」、「人與自然」、「人與超自然」的關係。從流行音樂到社會議題關懷的通識課程融滲，是關注點從小格局（自身與家）朝向大視野的。

（三）教育素材的比較──藝術性與知識性（科學與人文藝術）

葉美玉、李選（2011）建議，可經由歷史、哲學、傳記、小說等文學作品的閱讀，以及透過想像力、美感欣賞，充實生命的價值，特別是在感性層面的情意體驗，更能提升人文素養。本研究即以此為基調，進行通識核心課程的融滲與結果評量。

研究結果發現，相較於知識性教材，以藝術性的媒材作為人文教育的素材，特別能激發學生的共鳴。從訪問長輩流行音樂作業的反思作品中，發現學生的筆觸非常感性而柔軟，含有大量的感情，瀰漫家人、親人間的愛。字裡行間，研究（閱讀）者也能感受到其中真摯的感情。

余德慧等（2010）談到：「人的反思，必須能脫離宿緣的纏繞，又能以宿緣為反思的對象，要能做到這點，必須是異樣的網結，引動陌生性的鏡像介質，讓介質本身帶有與宿緣背反的差異……將引動深刻反思。」而流行歌曲就恰如其分地扮演介質的角色，使「只能會意無法言傳」的經驗，不需要透過言傳，而是藉由曲調、歌聲、歌詞、歌者的詮釋，使訪問者與被訪問者之間達到心意相會的境界。

知識性的教育素材，則引發知識性的討論與批判，雖然學生的視

野變高了，關心的層面不同了；但學生還是偏好以電影，作為作業報告的對象，似乎呼應藝術性教材，即融合音樂與畫面的媒材，較獲得學生青睞。此亦呼應護理老師與余德慧教授（2010）來往的書信中所討論的：在護理知識發展過程中，除了已經用盡的壓力調適理論、社會學習理論、認知發展論之外，是否可以加進人文各領域的臨床人文或療癒的概念或知識，尤其在照顧人的過程中、所用的護理技能，對人、健康、關懷及環境等的了解與定義。

余德慧教授（2010）指出，過去護理學界用社會學或心理學的知識，是六〇年代以後的初級科技整合，但並未成功，主要是知識產生的機制有問題。論其弊害有三，其一護理淪為「應用」他人領域的知識，缺乏自主生產知識。其二，護理知識變成遷就其他領域之下而分崩離析。其三，護理研究者即使想透過第一線的臨床現場來產生知識，往往在方法論上徬徨，往往不夠深入。護理研究者應當從現場學習知識產生的方法，必須嘗試許多開放的方法，如說故事、小說敘事體、詩歌、藝術性的表現等。雖護理的人文面不是科學，但其知識的重要性，絕不亞於科學知識。人文臨床照護解放護理學的小腳，能不再把自己閉鎖在「以病理為基礎」的照護，而以病人的生活世界為照護之本。

綜上，本研究發現藝術媒材，若能適當運用於教學策略中，引導學生與家人或親人生命經驗的連結，讓學生深度認識身邊自以為熟悉的家人。透過音樂的媒材，學生對家人的認識不再是固定或單一面向

的，不只是現在的而是有歷史深度的、多面且立體的。藉由此藝術媒介，述說者與傾聽者產生深刻的理解與共感。此種內在的感動是一種人與人之間深刻的聯繫，是培養關懷能力的土壤。探問者的嘗試理解行動力就是關懷。以藝術為媒材的美感教育能夠促進人性開展、人心發朗、情感和暢，是人性的點滴工程。美感的素養不是人生的附屬，而是與生命的本質意義一體同根。社會所需的就是「唯知識至上」以外的情感、感性、人性之教育，美感教育即為此種取向，它能提供當前社會之需求（李鴻生，2011）。

　　總之，以本研究的研究場域與教學現場之脈絡而言，通識課程是人文素養的孕育階段，從自身的成長經驗出發、擴及家人或親人的認識而在向外延伸到社會層面。落實與實踐則在護理專業課程的實習場域中，以及未來執業的護理職場。

▉三 垂直整合護理專業課程設計的內涵

（一）階梯式課程垂直整合與人文關懷能力的深化

　　本研究設計以四技護理系4年的階梯式課程為主軸，垂直整合與深化人文關懷能力。邀請授課老師設計以人文關懷為核心的學習活動，嘗試提升學生思索與輪廓自己在生命藍圖中的形象，並進而同理自己的工作職場所面對的個案，也具備其獨有的生命形象。因此照顧

工作不是制式作業流程，必須以獨有的觀點欣賞與接受個案，以提供尊重與理解的專業照顧互動。

　　從一年級至四年級的護理專業科目，以學習人文關懷之教學活動，幫助學生生根與深植對人文關懷的內涵和信念，並且內化成為護理專業者形象的特徵。學生從學習活動作業書寫回饋或心得分享，描述學生人文關懷能力之建構歷程，並以人文關懷問卷測量提供實證資料，質量資料相互比對與討論，學生在人文關懷能力的內在強度與信念。

（二）人文關懷能力的深植準備與實踐之路

　　本研究以四技課程，縱貫性人文關懷學習的活動設計，企圖以4年課程築底到堆疊高塔的方式，讓學生有自己完整的提供人文關懷的能力。在護理課程培植人文關懷能力的最終目的是，希望學生有足夠的內在資源，平衡其臨床工作與環境的種種挑戰，還能莫忘初衷提供人文關懷的護理態度與形象。本研究在「護理與人文療癒」的焦點問題討論中，嘗試讓學生面對在臨床工作挑戰時如何存有自己的人文關懷能力，學生集思廣益的提供許多自己可以因應的方法，例如：在臨床找到自己欣賞的學姐作為學習典範、找到同儕彼此正向支持、平衡休閒與工作的因應調適、閱讀與信仰的靈性生活；學生自信滿滿不怕臨床的挑戰環境，壓倒他們對人文關懷照顧的信念，並且認為護理工作人員是以忙碌與時間不夠作為無法關懷病人的藉口；學生認為人文

關懷應融入護理活動之中，包括語氣、眼神和互動，人文關懷不是獨立的技術或能力，根本與時間無關。

四年級是銜接進入職場的最後一里學習，在研究設計中安排「護理與人文療癒」作為邁入職場的準備課程，澄清與堅固學生的護理人文關懷信念，將有助於他們在職場中施展其能力，並成為內在資源，引領學生不斷導正與形塑其良質的護理形象。

四　護理專業課程之教學評價

此垂直整合護理專業課程之成果，源自護理系四技必選修之專業課程，護理專業導論3個班，177位學生；產科護理學1個班，計50位；精神科護理學，1個班，55位；護理與人文療癒2個班，計60位，共342位。

（一）質性評價

上述護理專業課程設計的人文教學方案，經研究團隊討論，將護理人文關懷元素，導入課程設計並評價學生的表現與成長，每門課程中進行灌注人文內涵教學後，蒐集學生的開放性問題提問、心得與反思作業，各護理專業課程人文關懷教學活動設計及評價結果，如表10-1。

表10-1　護理人文關懷教學之評價

年級	課程名稱	護理人文關懷教學內涵	評價結果示例
一	護理學導論	1.護理工作對象是「人」，介紹面對「人」的照顧哲理理論；2.從護理歷史的脈絡，理解照顧的歷史、專業的發展、以及對工作的認同與承諾。3.以「護理發展史」和「專業人際關係」二單元，設計護理人文關懷活動。4.引導學生從護理歷史、典範人物、護病關係和案例討論，建構護理人文關懷內涵與態度。	(1)收集學生書寫的學習日誌與小組報告。(2)分析與評價學生的收穫與成長。(3)節錄邱生的學習日誌：我認為大學4年的護理系都會被學校培育成有護理知識的孩子。但是我覺得病人不像考題一樣，單單用知識就可以照料得很好……我知道我除了學習護理課程以外……我要以滿滿的愛和關懷來面對未來的臨床工作。(4)四技護理系一年級的學生，透過課程的啟發，對自己未來的護理角色有啟蒙的認知與承諾，尤其，他能說出「病人不像考題一樣，單單用知識就可以照料的很好」，表示他可以體認「人」的精神存在與意義。
三	產科護理學	1.四技三年級的護理專科課程以產兒精社區四科別為主，產科護理學是以家庭和女性為照護對象，從女性的成長角色到身體自覺等作為探討議題。2.本課程的人文關懷學習單元以「妊娠期婦女身心變化」、「產後身心變化」、「母乳哺育」以及	(1)以書寫學習回饋單方式評價的學習收穫，以及他們在課程議題的引導下，思索身為女性角色面臨的身心社會感受。(2)學生的書寫學習回饋單提及：懷孕－生產－養育這過程，意味著一個家庭或是一個人的角色與功能即將改變，以前不會了解決定一個新生命產生要接受這麼多改變，所以身為新

年級	課程名稱	護理人文關懷教學內涵	評價結果示例
		「生產教育」等單元作為課程設計。3.以媒體影片、案例分享、情境演練方式，以反思作業和課堂討論方式，引導與提升學生在人文關懷的內涵。	手母親所面臨的壓力很大。以前我們在醫院只是恭喜媽媽的新生兒出生，現在更能意會這個母親和家庭所面臨的責任，更需要我們提供更多支持和關懷……我也了解與同理到我的母親的辛苦。(3)產科護理學以家庭護理為概念，讓學生能夠擴展視野並學習全人照顧的精神。以影片和案例引導學生學習，除學理技術教導，更能夠從人的生活脈絡中理解照護的精神是對人的理解、支持與關懷。
三	精神科護理學	1.精神科護理學也是四技三年級的一門專業科目，認識精神疾病的病因與治療，照顧能力更是需要內在反思的學習過程。2.因為精神疾病所面臨的是個人、家庭和社區的適應問題，護理互動的觀點應該放在個案生存環境的整體性為考量。3.本課程的護理人文學習活動是安排在「同理心溝通」此單元，以情境演練方式讓學生練習與個案溝通，並引導學	(1)本護理人文關懷活動是以情境演練方式進行，提供給學生演練腳本，讓他們討論如何與個案進行同理心溝通。(2)以分組方式讓學生與標準病人對話，學生透過對話演練中意識到他們在溝通語言的限制以及忽略個案在語言中的真正表意。(3)透過反覆演練和討論，學生有茅塞頓開的領悟，理解自己總是站在學理教化的觀點想指正個案的問題並提供衛教，卻忽略個案置身的困難與無助。

年級	課程名稱	護理人文關懷教學內涵	評價結果示例
		生反思個案的症狀語言與內在需求的關聯，讓學生學習設身處地的理解個案的情緒與需求。	(4)學生在情境演練的分享提及：以換位思考角度，設身處地與對方交流。能夠理解對方的想法，體會對方的情緒。將心比心，用心傾聽對方的表達，及表現自己對對方的尊重。也有學生提及：讓對方能感受到你的關心，讓他知道有人陪伴、了解他……能夠設身處地的為他人著想，而不是單純的同情他人。(5)透過學習活動讓學生意識自己在溝通上常忽略個案立場，並體驗同理心溝通的層次與技術，提升學習如何站在個案立場，理解個案處境。
四	護理與人文療癒	1.四技四年級是銜接邁入護理職場的階段，四年級專業課程以專業能力進階為目標。 2.護理與人文療癒選修課設計是以案例分享、專家演講、小組討論、個人生命故事分享。 3.本課程學習目標是企圖讓學生反思自己的完整性與價值性，再延伸如何讓自己在充滿挑戰的職場環境保有關懷的初衷與熱情。	(1)本課程人文關懷學習活動的回饋資料，在質性資料包括：學生對護理圖像的表述、學生觀看人文影像的小組討論、專家講演的心得、個人生命故事、以及小組討論；在量性資料包括：學期期初、期中與期末的人文關懷量表測量。(2)於學期中，學生被安排6週的臨床選習，因此，研究資料分析亦參照臨床選習的表現狀況，分析對學生人文關懷能力的影響。

（二）「護理人文關懷與實踐」問卷

1. 「護理人文關懷與實踐」問卷的效信度檢定

本研究根據文獻及質性研究分析的結果，已建構發展之「護理人文關懷與實踐」問卷，共31題，分為人文關懷（25題）及自我效能（6題）兩面向，以Likert's scale五點計分。以專家內容效度檢定，CVI（content validity index）為0.903。另以主成分分析25題的人文關懷次量表，以直交轉軸（orthogonal rotation）最大變異法（varimax method）檢定建構效度（construct validity）。萃取eigenvalue特徵值大於1.0，及因素負荷量大於0.60的因素，獲得4因素，命名為關懷同理、尊重、熱忱、專業敏感度；4因素的人文關懷面向KMO（Kaiser-Meyer-Olkin）值為0.878，Barlett球形檢定值為2023.134，解釋總變異量為75.85%，p值 < .001。問卷之Cronbach's α值為0.953。

2. 問卷施測對象

本研究於護理系（四技學制）大三開設之產科護理學與精神科護理學、大四學生開設護理與人文療癒課程，招募前述選課之學生，經其書面同意參與研究的人數，分別為50位、55位、60位，有效問卷165份。參與問卷施測的165位學生，平均年齡20歲，153位是女生，12位男生。所有學生皆曾完成至少一次臨床實習經驗，有105位

（63.6%）學生，完成基本護理實驗、或內外科實習（I）、（II）；有60位（36.%）學生已完成8個科別之臨床實習。

3. 資料蒐集過程及結果

問卷施測係於104學年度，大三、大四（四技學制）165位護生，於修習精神科護理學、產科護理學及護理人文與療癒三門融入人文內涵的課程單元，進行之前及單元結束後一週，以31題的「護理人文關懷與實踐」問卷，進行護理人文教學結果的評價。

由表四顯示，融入人文內涵課程的單元，在進行前及單元授課結束後一週，paired-t檢定達顯著差異（p < 0.05）。包括(1)在「我會受病人和家屬間的深情所感動」、「我會記得病人關切的事情」、「當病人有困難時，我會儘快幫助病人」、「我會禮貌親切的稱呼病人」、「對待病人時，我會注意禮節，常說謝謝、不客氣」、「我會傾聽自己內在的聲音」等題項，其中「我會了解病人和家屬參與醫療照護的心情」、「我會覺察病人個別的需要，主動幫助他/她」的前後測差異，最為顯著（p < 0.001）；「我會設身處地嘗試了解病人的感受」、「我會正視病人所關切的事」、「在談話或書寫中，我可以找到自己的方向」次之（p < 0.01）。表10-2結果顯示，以護理人文教學方案介入前後，實施的問卷評量結果顯示，本計畫設計的教學方案，確能有助於啟發學生在人文關懷實踐的行動。

表10-2　護理專業課程之人文教學成效檢定（n = 165）

題號	題目	前測		後測		p值
		M	SD	M	SD	
1	我會從病人的角度，看待他的醫療照護問題。	4.39	.641	4.50	.525	.071
2	我會設身處地嘗試了解病人的感受。	4.47	.600	4.61	.513	.011**
3	我會正視病人所關切的事。	4.49	.570	4.63	.484	.010**
4	我會為病人的受苦而感到難過。	4.33	.726	4.43	.607	.113
5	我會受病人和家屬間的深情所感動。	4.42	.654	4.53	.558	.051*
6	我會了解病人和家屬參與醫療照護的心情。	4.35	.670	4.56	.544	.001***
7	我會鼓勵病人改善生活型態。	4.38	.629	4.47	.579	.175
8	我會適時支持病人。	4.51	.537	4.54	.590	.617
9	我會因不知如何安慰病人而感到苦惱。	4.09	.832	3.92	1.032	.063
10	我能維持照顧的熱忱去幫助病人。	4.35	.621	4.44	.608	.117
11	我會讓病人感到備受重視。	4.39	.650	4.51	.559	.058
12	我會記得病人關切的事情。	4.42	.635	4.53	.536	.053*
13	我會真誠的關心病人。	4.61	.538	4.65	.491	.465
14	當病人有困難時，我會儘快幫助病人。	4.51	.537	4.64	.495	.015*
15	我會花時間理解病人的需要是什麼。	4.42	.635	4.47	.569	.347
16	當病人需要時，我會花時間安靜地陪伴。	4.46	.658	4.57	.555	.089
17	我會禮貌親切的稱呼病人。	4.59	.540	4.72	.463	.019*

*p < 0.05、**p < 0.01、***p < 0.001

題號	題目	前測		後測		p值
		M	SD	M	SD	
18	對待病人時，我會注意禮節，常說謝謝、不客氣。	4.61	.536	4.73	.483	.025*
19	我會適當運用肢體語言，說明照護注意事項。	4.52	.580	4.54	.568	.668
20	我會仔細觀察病人的表情及肢體語言。	4.47	.640	4.58	.543	.100
21	我會關心病人日常生活中發生的事。	4.41	.634	4.52	.559	.088
22	當病人意見與我相左時，我仍能維持尊重病人決定的態度。	4.41	.662	4.52	.559	.072
23	我會覺察病人個別的需要，主動幫助他/她。	4.36	.708	4.56	.510	.001***
24	我會跟病人討論可能的照護選擇。	4.14	.732	4.24	.662	.168
25	我會鼓勵病人積極參與醫療照護的活動與決策。	4.36	.653	4.42	.625	.386
26	我有一群夥伴可以談護理工作的苦與樂。	4.49	.631	4.53	.590	.550
27	在談話或書寫中，我可以找到自己的方向。	4.12	.688	4.34	.639	.003**
28	我會反思自己在工作上的特殊事件。	4.52	.601	4.58	.530	.293
29	我會傾聽自己內在的聲音。	4.33	.691	4.48	.611	.032*
30	我能超越原有的自己。	4.07	.737	4.13	.673	.419
31	我找到個人護理專業發展的學習典範。	4.21	.711	4.28	.697	.275

*$p < 0.05$、**$p < 0.01$、***$p < 0.001$

四　結論

　　由垂直整合課程的質量性評價的結果顯示，本研究設計的階梯式課程，涵蓋護理系四技一年級至四年級的護理專業導論與通識核心課程（文學、藝術、音樂、社會與文化），以及護理與人文療癒的課程啓發，護生可以體認自己未來的護理專業角色，也從人的生活脈絡中，理解專業照護的精神，在於對「人」的支持與關懷，特別是當人們受到溝通或語言的限制，也能覺察專業人員容易忽略，此刻病人置身的困難與無助。

　　此外護生在課程開始與期末課程結束時，以「護理人文關懷與實踐」問卷的前後測統計分析結果亦發現，垂直整合各課程的設計，的確顯著啓發護生能設身處地了解病人的感受，能理解病人參與醫療照護的心情，能依病人個別的需要主動提供協助，而護生本身也在修習課程的過程中，能找到自己的方向，此將成為護生省思未來職涯的重要線索。

參考文獻

余安邦(2013)・人文臨床與護理照顧的遭逢：一種偶然性的越界與逃逸・*護理導航*，*14*(4)，11-23。

余德慧、余安邦、李維倫(2010)・人文臨床學的探究・哲學與文化，37(1)，63-84。

李鴻生(2011)・落實美感教育之探詢・*耕莘學報*，*9*，78-92。

林耀盛(2011)・科學、人文與實務之間：析論臨床心理學的訓練和發展・*中華心理衛生學刊*，*24* (2)，279-310。

葉美玉、李選(2011)・護理專業應致力提升的人文素養・*護理雜誌*，*58*(5)，12-16。doi:10.6224/JN.58.5.12

劉毅鳴(2016)・人文科系的價值・*鵝湖月刊*，*488*，0-0。

劉介修、劉克明(2004)・台灣醫學教育改革中的醫學人文概念與實踐初探・*醫學教育*，*8*(4)，371-384。

鄭毓瑜(2011)・「文」的發源─從天文與人文的類比談起・*政大中文學報*，*15*，113-142。

第十一章 數位人文影像的反思

廖珮君、葉美玉

一 人文影像背景介紹

　　本數位人文影像資料是源自於105學年上學期，邀請二位業界專家至本校二技「護理與人文」課程演講，分享他們的生命故事，經由二位專家同意錄音錄影並進行剪輯，以作為護理人文數位教材的前身。

　　二位專家的背景介紹如下，第一位是李克翰心理師，他在公領域身分除了諮商心理師之外，更讓人注意到的是他是一位頸部第四節脊髓受損癱瘓的行動失能個案。李克翰老師常常被邀請在各大專院校或中小學演講，許多報章雜誌或電視媒體關注並傳述李克翰老師殘而不廢的故事。專題演講中，他分享自己在2000年，當時身為大二學生，發生一場交通意外事故，從此他的生活行動離不開輪椅。在演講的內容中，大部分的人會將他的分享解讀為殘而不廢或是生命鬥士，而我們更看重他立志要成為助人者的決心，因此他進入淡江大學諮商心理研究所研讀，取得諮商心理師資格，並接受身心障礙機構委託服

務身心受創的個案。他既幽默又誠懇地講述他自己親身遭遇的挫折與排斥，每次聆聽他的演講常常是哭笑之間的內在反思，似乎也從他的故事中，得到靈魂的救贖。

　　第二位是高雄義大醫院蕭文伶護理長，蕭護理長的護理學習與職涯背景象徵著臺灣大部分素樸護理人員的專業發展背景，她從護理學校畢業後，曾經懵懂地懷著滿腔心志遠從南部家鄉北上至大型醫院擔任護理工作，她發現自己對北部環境水土不服，並認清楚自己喜歡在自己的家鄉照顧情感熟悉的在地親族長輩。因此，她回到高雄，進入義大醫院加護病房並爭取各種專科培訓，進而擔任神經內科病房護理長。她在許多演講場合分享她的護理工作內容以及她個人的護理信念，從這些點滴的故事中，我們發現她分享的不只是專業和技能，更多是在處理病人的心理社會困境與提供許多心理支持。護理長在演講結束前，最發人省思與莞爾的一句話是：「從事護理工作是做善事，每天工作都是在做善事，當然是要上天堂的！」

二　影像文本建構

（一）誰是誰的照顧者

　　我們邀請李克翰心理師進行一場120分鐘的護理與人文專題演講，並徵求他的同意進行錄音錄影，以及未來會進行影音內容剪輯以製作成護理與人文課程的數位教材，期望此數位教材可以推廣播放在

各護理學校或醫院護理在職教育，以提升護理師對人文情感的敏感度與執行力。

　　經由研究團隊討論並建構文本的核心議題，本件影像數位教材的主軸將定調為——誰是誰的照顧者。我們希望學生透過影片的導覽，啟發他們思考的議題為1.李克翰心理師雖是行動失能的脊髓損傷者，但是，他的故事和語言是否安慰你未曾觸動的內心傷口和疑惑？2.護理人文是照顧者，但在與病人互動的過程中，是否有被病人照顧過的感動？3.護病關係是互惠的關係，在照顧與被照顧之間的角色光譜是流動的？4.想想自己的臨床照顧經驗是否有被照顧的經驗？5.當你理解照顧工作不是單向的互動過程，而是二個生命的互取能量與滋養，原來你的工作是每天被照顧，被誰照顧？如何照顧？表11-1是李克翰心理師數位教材內容的核心議題設計。

表11-1　李克翰心理師數位教材的核心議題

> 李克翰的故事其實是許多在臺灣脊髓損傷個案的故事版本之一，不同的是，你發現他哪裡不一樣？
> 他既幽默又誠懇的敘說這段從受傷到復原的歷程，當你在又哭又笑的聆聽過程中，是否意識到他用他的故事療癒了你未曾正視的自己——緘默又感傷的自己。
> 他可以選擇繼續讓父母照顧自己的生活，但他那句生動的領悟——我要放過我的父母。
> 所以他選擇回到校園住宿，完成學業，成為諮商心理師的身分，看似一位需要他人照顧的脊髓損傷者，他獨立自主賺錢養活自己，並推動各種身心障礙個案的諮商與服務工作。

> ➤ 到底誰是誰的照顧者？
> ➤ 你在臨床照顧你的病人，你是否常在這照顧的互動中，被感動！被安慰！也被理解！
> ➤ 當你理解照顧工作不是單向的互動過程，而是二個生命的互取能量與滋養，原來你的工作是每天被照顧，被誰照顧？如何照顧？

（二）護理工作是做好事

　　我們在105學年上學期，邀請蕭文伶護理長在護理與人文課程分享她的護理關懷工作。認識蕭護理長是源自於在一場研習會中聆聽到她的分享，她的分享都是栩栩如生的臨床故事，在這些故事中的護理人員與家屬病人，進行一場又一場的情感支持與理解，交織出的護病互動是生命中最真善美的人情關懷與慈悲溫柔。因此我們致力說服蕭護理長遠從高雄撥冗到我們的課堂進行一堂護理人文故事的洗禮。同時也徵求她的同意進行錄音與錄影，並告知本影音資料將會進行進一步的剪輯與編排，其目的是希望製作護理人文數位影像教材，以利後續的課程推廣與討論。

　　蕭護理長的講述內容是從自己是一位南部成長的女孩說起，她也曾嚮往大都會醫學中心的優質環境和前端科技，但是在自己嘗試適應都會生活後，她更確認自己認同與關愛的是自己成長的家鄉，在這熟悉的家鄉醫院，她所面臨的照顧對象都有自己家中長輩親族的共同文化與身影，讓她覺得照顧工作更有意義與滿足。她分享許多臨床故

事，我們從故事中理解護理工作面對不僅是專業知識與技能，更是一個個在地生存的社會關係或事件，我們可以遇見與感動於不離不棄的父親，也可以看見面對患者背後的家族紛爭與經濟利益，有些人令人憤慨，而有些人令人難過不捨。

我們研究團隊在閱覽蕭護理長的演講錄影內容後，希望能夠引導護理學生重建他們的護理工作視框，並且體認到護理工作最動人與深厚的價值是在解決一些不完美的人生困境，可能是親族利益糾紛也可能是壓力耗竭的無助。我們也可以視而不見這些無助的病人與家屬，選擇不理會這些不公不義的現象，讓這些受苦者因為沒有相關資源只能靜待剝削宰割。當然，這算不算護理工作的內涵？這是我們要論述的議題。因此，我們羅列此影像文本的核心議題，希望透過文字問題的導讀，讓學生更深層領會護理工作的人文意涵，關注的議題包括：1.護理工作僅是專業知識與技能的工作嗎？我們可以再多「雞婆」做些什麼？2.看見病人置身在不公不義的社會情境中，我們還能做些什麼？3.幫助受苦且沒有資源的家屬，我們如何靈活我們的工作資源？4.如果我願意挺身多提供解決問題的方法，或許會招致麻煩，但是我是在填補一個不完美的生命讓它不至於破碎？5.護理工作是一個每天都在做善事的工作，我怎能不樂在其中？表11-2是蕭文伶護理長數位教材內容的核心議題設計。

表11-2　蕭文伶護理長數位教材的核心議題

> ➤ 聽完護理長分享自己的護理職涯歷程，啓發了你什麼想法？
> ➤ 我們的臨床工作讓我們經歷了不只是生理疾病的照顧，更是閱覽每個生命的特殊性與不平凡性！
> ➤ 護理工作可以做什麼？
> ➤ 你可以就是按照常規醫囑，按部就班將工作完成！對於其他事情兩手一攤，抱歉！愛莫能助！
> ➤ 你也可以再雞婆一些，動動腦，想想還有什麼資源可以使用，讓這些受苦的生命多一些支持也多一些機會！
> ➤ 如果護理工作是一件助人的工作，將每天的照顧工作轉化成一件件的善事，我們應該是甘之如飴，每天上班都是在做善事，肯定要上天堂。
> ➤ 這麼好的工作，為何要被不好的制度、自私的同事、刁難的家屬等等因素，而心中出現挫折的念頭，而想離開呢？

三 護理人文數位影像教材與評値回饋

（一）執行過程

　　105年下學期，完成李克翰心理師與蕭文伶護理長的人文數位影像的初步剪輯編排，我們安排修習護理與人文課程的三個班級，包括二技護理系進修部二個班級和四技護理系一個班級，學生共124位，實際回收課程回饋資料共116份。

　　課程進行方式分爲三個階段，第一階段是由課程教師說明本二部數位教材的主角背景，以及引導學生在觀看影片時能夠理解與反思本教材想要傳達的護理人文意涵，進而希望學生有能力與自己的臨床經

驗做知識參照與辯證，建構自己對護理與人文的論述。第二階段是播放剪輯的數位教材影片，課程教師在影片播放過程中會適時呼應影片內容，拋出問題讓學生思索或是產生情感共鳴。第三階段是請同學寫下學習反思回饋的質性資料與問卷回饋的量性資料。

（二）學習反思回饋與問卷回饋的設計

　　無論是反思回饋或問卷題目，都是參考數位影像教材的核心議題，作為建構題目的基礎，其題目設計如表11-3：

1. 反思回饋問題 —— 質性評價資料

表11-3　反思回饋問題設計

反思提問	問題設計動機
1. 聽完李克翰老師的分享，你同意身為照顧者，同時也是被照顧者嗎？請分享你的觀點。	1. 李克翰心理師雖然是行動失能者，在生活層面，他或許是個被照顧者，但是他用自己的存在與專業工作療癒與他互動的人。 2. 因此，我們在臨床面對需要被照顧的病人，但是否可以感受到病人也用他的方式回應對我們的照顧，我們是否感受到這互為關懷與安慰的流動能量。
2. 聽完蕭文伶護理長的分享，護理工作是助人的工作，你想想你在臨床做過哪些助人的工作？	1. 護理長演講分享臨床的小故事，這些故事其實也是我們在臨床常面對的寫實人生。 2. 這問題想要激發學生思辨的是這些寫實問題或許解決不易，也未必是我們的專業範疇，但是護理工作若多一些人性關懷或多一些好管閒事，我們可以讓苦無資源的病人和家屬多一些支持，這是否就是護理中的人文意涵。

反思提問	問題設計動機
3. 請就此單元數位影片的優缺點提出你的建議？	1. 本數位影像教材完成第一版的剪輯編排，教材試教過程，希望教材的使用對象能夠提供建議，以調整教材的信效度與確實性。

2. 問卷──量性評價資料

本問卷（如表11-4）是四分量表，每題的選項分數是4分，非常同意；3分，同意；2分，不同意；1分，非常不同意。第七題為反向計分題。

表11-4　數位影片的量性評價問卷

1. 本次單元的數位影片幫助我更加思考有關照顧的意義？
2. 透過數位影片教材的引導更容易建構護理人文內涵？
3. 我認為李克翰的分享內容，能夠啟發我對人文的關懷？
4. 我認為蕭文伶護理長的經驗分享可以讓我反思護理工作的意義？
5. 我認為在身為照顧者的過程中，我也深受被照顧的回饋？
6. 我認為護理工作是助人工作，肯定上天堂？
7. 我認為護理工作是助人工作，但卻得不到應有的正向回饋？
8. 我認為此數位影片的剪輯製作讓人清晰易懂？
9. 我認為此數位影片可以提升我的學習興趣？

（三）課程回饋評析

1. 反思回饋問題 —— 質性評價資料分析

　　(1) 回應李克翰老師數位影像教材的核心議題「誰是誰的照顧者」，希望透過數位教材觀覽，引導學生思辨這個議題，也期望印證護病關係的流動性、互惠性和共盟性。擷取二位學生的回應：

Student 1：

　　我非常同意，護病關係是互相照顧的關係。我想起我剛當護士時的一些溫暖的事，當時我在腫瘤科病房服務，一個白班要照顧10個病人，忙到不可開交，所以也不用說吃飯上廁所，根本是硬擠出時間，甚至根本餓肚子在趕工，但總是有些貼心的病人在我中午發藥的時候會關心的問我：「吃飽了嗎？辛苦了！」讓菜鳥時期吃不到飯的我一陣鼻酸，覺得感動；我也遇過有病人在中午用餐時間滴注化療藥物的IVAC響起時，他擔心打擾我吃飯，不會按鈴叫我過去，而是推著點滴架來護理站找我幫他換點滴；菜鳥時紀錄打不完，第一個月白班都上到晚上11點，路過護理站的病人都會跟我說：「都這麼晚了還沒下班啊！辛苦了！」腫瘤科的病人大多都是常客，跟我們也有些革命情感，住院時還會貼心帶家鄉的名產來送我們吃，時不時就有病人送飲料、早餐等等，雖然我們都知道絕對不可以收病人的禮，但是真的推也推不掉，他們真的都很熱情，我們也都知道這是他們關心我們所釋出善意的一個舉動。這些小舉動，都很貼心很撫慰人心，在這樣的健保年代，忙碌的血

汗醫院體制下，人間冷暖真的隨處可見，我們為他們服務，是基於工作因素，但是他們的關懷卻都是很發自內心的。同時也讓我想起，在八仙塵爆時期，臺灣無數善心人士有錢出錢有力出力，鼓勵著醫療護理人員，支持大家度過黑暗時期，那樣的感動真的很溫暖人心。

Student 2：

　　我同意這個觀點，因為臨床上照顧病人常有低落或心煩的時候，本身在加護病房工作，有天上班時一個病人因為混亂手亂揮打到我的手都紅了，雖然當下知道病人是因為病情關係而非故意，但心情還是不好；接著幫另一床剛中風的爺爺翻身，突然手緩緩舉起摸摸我的頭，我讀他的嘴型像是在跟我說謝謝，頓時感到安慰、暖心。還有一次大夜班要幫病人灌牛奶跟哄睡覺，阿嬤問我妳要不要也睡一下？有沒有吃飯，我回她沒有吃，上班也不能睡覺，她說我病好要用雞腿給妳吃。平常付出很多心力及精神照顧病人，但家屬及病人也都會關心妳有沒有休息，有沒有吃飯，其實一個簡單的問候就會讓我充滿能量，繼續完成工作。

　　從Student 1和Student 2的學習回饋內文中可以領會，這些互動都是我們在臨床中常遇見的關懷互動，病人不是一味被動的接受我們的關懷，在彼此熟悉的護病關係中，病人也會觀察我們的情緒感受，適時提供他們的心理支持和鼓勵，或許是不經意的一句關心問候，就讓我們瀕臨耗竭的身心疲憊得到理解與支撐，所以我們的照顧工作是

在病人的友善肯定中不斷得到信心與堅固信念。

　　護病關係意涵的建構承襲南丁格爾時代的護理典範，以及 Hildegard E. Peplau的〈護理的人際關係〉，將護理的功能位置定義在理解與協助病人的需求，因此護病關係實屬「療癒性」的人際關係。然而護士在不容質疑的護理價值中型構自己的護士角色，那是不自覺與缺乏自我省察的護病關係；蔣欣欣（2008）提出護病關係是不對等關係，專業照顧者必須提供助人的角色，但是自己也是醫療技術宰制的受困者，面對病人的需求召喚，護士如何承擔被他者喚起的主體；而情緒察覺是啓動自身照顧倫理的動能（蔣欣欣、徐碧卿，2007）。傅柯從倫理主體系譜學的角度思考歷史上的「關注自我」功夫如何孕育著「關切他人」甚至「管治他人」的倫理內涵（龔卓軍，2006），護病關係的關懷倫理是否也隱喻著護士與病人間其權力關係的流動性與協調性？

　　因此護病關係中的人文互動與關懷是建構在彼此語言與非語言的行動與能量。但是，現有的臨床照顧環境強調技術與科技應用的效益性，逐漸忽視或剝削護理人員與病人互動的關係平臺。這樣的臨床關係發展，讓我們的護病關係建立正在拋棄有價值的情感支持與靈性救贖，換置爲標準化的工具性照顧模式。

　　(2) 蕭護理長的影像教材建構的核心議題是 —— 護理工作是具熱忱的善事工作，教科書常寫護理工作是助人工作，但是助人的範疇定義爲何？確實執行醫囑？謹愼評估病人問題與解決身體問題？是的，

我們可以將照顧界線劃分清晰，讓我們的護理工作職責更安全有保障。但是，有時候我們遇見病人的困擾不只來自於身體病痛，還有難解的家族與經濟困境。蕭護理長主張做一個「雞婆」護士，盡可能多關心多涉入病人家屬的其他需要，他認為這是做好事，每天能夠做好事的護士工作是很幸福的事！以下是同學自己經驗的回饋：

Student 3：

　　曾經有一個臥床的安養中心病人，是一位約70歲左右的老公公，無法說話，醫院有看護阿姨協助幫忙倒尿、換尿布、統計大小便，當時這位臥床的安養中心病人其實尿管阻塞了，可能一整天都沒有尿液引流出來，但看護阿姨因為照顧太多床，難免搞混，在板夾登記病人是有正常尿量的，當我去這位病人床邊做治療時，他一直很躁動不安，一直以僅能稍微活動的雙手拍打床邊好像要告訴我什麼，在持續不斷的詢問下才發現，他的尿管阻塞了，後來重置尿管後瞬間引流出將近1000cc的尿液！這個安養病人一直以眼神示意向我道謝！無法表達的病人真的需要更細心的照顧。

Student 4：

　　有位病人在他意識清楚時有用紙筆寫下給兒女的話，升壓劑的副作用讓病人末稍發紺，而家屬在每次會客都是一直問問題，大家都認為是難搞的家屬。病況越來越糟，我想家屬一定很在意自己的父親才會有這樣的情緒，所以請家屬提早準備好爺爺最喜歡的衣服跟鞋子，也隨時監測心跳變化，在

心跳未停止時請7個兒女到病室，因為那時爺爺還聽得到，還有一點反應，每個家屬向爺爺說了告別的話，我印象清楚爺爺還有點頭示意，最後還是走了……家屬一字排開向我90度鞠躬，感謝我讓他們來得及向父親告別，因為小時候母親離開來不及告別是我的遺憾，所以特別注意到這方面。

Student 5：

　　我想應該是在護理之家照顧長者吧！前陣子有一位長者已經狀況很差了，痰也咳不出來，話也講不清楚，主要照顧者的兒子又有過腦傷，所以常常有不適當的語句與行為，但他們家有相當多的財產，都是那位爺爺玩股票所擁有的財產。爺爺的狀況其實很不好了，我就有試著去引導他說出心裡的感受，並且問他還有沒有什麼想做的事，雖然他只跟我說他該給的都會給孩子，是不會賴皮的，但眼神透漏著落寞，但經過安慰與傾聽他的故事，他還跟我說謝謝，謝謝我來陪伴他，我認為能夠好好地陪伴長者走完最後的路程是相當棒的事情。

　　林遠澤（2008）提出以關懷為核心的互為主體護病關係，認為護病關係有三個層次，內容有「技術性的照顧關懷」、「態度性的關心關懷」、「關係性的存在關懷」，此三個關係層次分別屬於科學的、技藝的與倫理的不同立場，而護病關係的終極關懷是建立在病人獲得療癒的支持。Glen（1998a, 1998b）認為護理的專業發展是照護品質的關鍵，歸類四個層級：護理如勞務（nursing as labor）、護理如技藝（nursing as craft）、護理如專業（nursing as profession）、護理如藝術（nursing as art）。張碧芬、余玉眉、胡毓雯及陳淑月（2008）關心護理照護品質而探討好的護理意涵，提出良好決策與執行能力、熟巧的技能、良好的護病關係與成熟的自我，建議護理教育參照規劃並實證好的護理概念分析。Morse（1991）提出護病關係的四種模式，研究者認為此模式將護病關係建立在效益與功能的實踐基礎，如何釋放屬於人際的真誠關懷是有待經驗實體的哲學論述。

　　林遠澤（2008）嘗試以「關懷」核心提出互為主體的護病關係，針對照顧個案的疾病程度區分護病關係層級的內涵，指出溝通是建立護病關係的重要進路，因此療癒性溝通指向相當具功能性的溝通行動。以上三位學生的助人故事分享，他們做這些事都不是護理常規的標準工作，事實上他們不做也不會有工作品質不佳的紀錄，醫院主管也不會因為他們做這些事給他們加薪加級，而他們願意在忙碌的工作之餘，提供多一些注意、關心和建議，只是基於他們對人的熱忱與關懷。而本研究設計數位教材想要主張的信念，即是如果我們願意將視野放在除了知識學理與技術以外，能夠看見這些臨床受苦者之所以存在的現實情境與無奈，回應對個案家屬的理解或是安排提供可以的資源，我們在無形中安慰與救贖了個案與家屬的靈魂，彼此都得到身心安置。我們會越來越肯定我們從事工作的價值與意義。因此，我們希望在護病關係的層次不僅是技能的專精，而是林遠澤（2008）提

出的「關係性的存在關懷」。

(3) 影像數位教材的學習回饋與評值：本研究剪輯編排李克翰心理師與蕭文伶護理長的專題講座作為護理人文教育的課程素材，利用影片內容與核心議題交互辯證與堆疊，以便建構出我們想論述的護理人文意涵，事實上，也是在展現和映證護理與人文的教育現場實踐，因此，學生也對這樣的教授方式回應他們的建議與收穫。

Student 6：

　　影片剪輯得超好，單配影片和文字可以讓學生清楚易懂，但聲音收音得較差，當接近錄影機位置的人在笑，會顯得主講者聲音很小。

Student 7：

　　將李克翰老師以及蕭護理長的故事製作成影片，我覺得非常的棒。雖然我們無法見到本人，但透過影片，我們也可以聽故事，我也非常投入其中。想建議，可以將影片送給老師及護理長，並鼓勵他們可以將自己故事放置網路上，讓更多的人有機會看見。其中非常喜歡李克翰老師說的，我不是生命鬥士，因為我們每個人都努力的活著。我也相信著，我們每個人的獨特與重要。

Student 8：

　　我覺得兩部影片都給了我們相當不同卻又類似的啟發：李克翰心理師的故事教導我們如何在助人時現謙卑，而蕭文伶護理長的故事則教導了我們如何在工作上展現機智，但都同樣教會了我們「同理」。

Student 9：

　　兩部影片無法同時看完真的非常可惜，特別是護理長提到的問題，可能會更貼近在臨床工作的大家。我想也許下次老師可以先把兩位講師的簡介放在e-campus上，讓大家課前自行閱覽，好有多一點的時間可以讓同學們觀賞影片，相信同學能獲得的啟發會更多。

Student 10：

　　我覺得沒有辦法聽到真人現場演講真的很可惜，但是影片的剪接及蒐錄，我想已經呈現了一大部分的重點，而且課堂的時間實在有限，如果真的請本人來現場演講，我想也無法把每一個細節好好的完整呈現出來，然而，影片有影片的特點，因為大多數人都喜歡看影片，所以看影片可能會吸引較多的人專心觀賞、仔細聆聽，但是真人來現場演講，比起影片，可能就較難有較多的人好好欣賞演講者所要表達的內容，其實這種呈現方式，有好有壞，真的見仁見智，最重要的是聽完了別人的心路歷程、人生經歷，你吸收了多少內化到自己身上？

Student 11：

　　我覺得以數位影片教學很不錯的一點是，可以藉由觀賞影片讓學生們覺得課程生動，比照文縐縐的講義來說，更容易讓學生記憶深刻且更專注於課堂上，對於李克翰心理師分享他因為車禍癱瘓後對生活起居帶來極大的不方便以及求學工作的過程，讓我覺得很敬佩外，也特別去省思自己若換作是我會有這麼大的勇氣去面對接下來的一切嗎？對於蕭護理長的分享，我可以延續這份對護理的熱情嗎？但對於蕭護理長的影片有點太短了，聽到的分享不多這是比較遺憾的。

　　我們的研究初衷就是在思索與實踐護理人文要如何教？學生要如何學？而這些信念與感動如何在臨床環境展現？透過他人的生命故事環扣我們想關注的臨床人文情懷，在聆聽與反思過程中，學生似乎能夠輪廓屬於自己的人文關懷圖像。邀請專家現身說法能夠提供現場的精彩互動，但是，我們更希望這樣的護理人文教材有機會被推展，形成護理工作的核心論述。因此，我們使用不純熟的剪輯技巧嘗試將我們的議題切換成不同主軸的影像內容，參照文字與音樂效果，層次漸進引述我們的觀點。從學生的回應內容中，我們得到頗佳的肯定與鼓勵，這些建議也作為我們更精進數位教材重新編製的方向。

2. 問卷問題——量性評價資料分析

　　我們嘗試列舉問卷問題，以蒐集學生對這二部數位教材的學習評

價（如表11-5），主要是想確證學生是否可以認同我們想建構的護理
人文論述，統計資料如下。

表11-5　數位教材的量性評價（N = 116）

題號／題目	非常同意		同意		不同意		非常不同意	
	N	%	N	%	N	%	N	%
1. 本次單元的數位影片幫助我更加思考有關照顧的意義	78	67.2	37	31.9	1	0.9	0	0.0
2. 透過數位影片教材的引導更容易建構護理人文內涵	78	67.2	38	32.8	0	0.0	0	0.0
3. 我認為李克翰的分享內容，能夠啓發我對人文的關懷	88	75.9	28	24.1	0	0.0	0	0.0
4. 我認為蕭文伶護理長的經驗分享可以讓我反思護理工作的意義	79	68.1	37	31.9	0	0.0	0	0.0
5. 我認為在身為照顧者的過程中，我也深受被照顧的回饋	82	70.7	34	29.3	0	0.0	0	0.0
6. 我認為護理工作是助人工作，肯定上天堂	60	51.7	50	43.1	6	5.2	0	0.0
7. 我認為護理工作是助人工作，但卻得不到應有的正向回饋	48	41.4	25	21.6	35	30.2	8	6.8
8. 我認為此數位影片的剪輯製作讓人清晰易懂	64	55.2	50	43.1	2	1.7	0	0.0
9. 我認為此數位影片可以提升我的學習興趣	71	61.2	44	37.9	1	0.9	0	0.0

從每個題項的百分比分布，學生對於這二部數位影像教材，多是給予肯定的回應，選擇非常同意與同意的比例，每題都高達80-100%之間（選項7除外），表示數位影像內容與本研究建構的核心議題，其效度一致。數位影片教材有激勵人心與重振工作士氣的效果，因此學生都正面肯定在觀看二位演講者的影片後可以提升對護理與人文的反思與收穫；唯有選項7，大多數的學生還是認為護理工作與正向回饋未必是正相關的現象。似乎臺灣現有的護理臨床工作挫敗感很難透過他人故事的激勵反思而翻轉為正面的感受。

四　結論

從專家的邀請蒞臨演講、錄製、編輯、剪輯、文字引述、音樂鋪成、課程試教與學生回饋評值，這一連串研究執行過程，都是想發展有效益的護理與人文教學模式，而我們確實從學生的評價回應中，確認這樣的數位教材建構是有可行性與效益性，因此，我們會參照這樣的教學教材與教授模式不斷反覆驗證與修訂，期如有公開性的數位教材版本以嘉惠更多的護理人員與護理學生，也成為護理教育與設計提升人文素養的教材範本。謹致感謝李克翰心理師與蕭文伶護理長，對本章內容不吝指教並同意刊載。

第十二章　護生的眼光

呂雀芬、葉美玉

一　前言

我們嘗試將音樂的元素融入護理人文的課程。因為藝術具有激發與感動人心的強烈魅力，而護理專業教育則一直強調，理性思考與問題處理的邏輯訓練。寫一首詩、畫一幅畫或演奏一首曲子，理想的世界，使人們的心靈在其中淨化、昇華，這是人文科系的本質或內在價值；邏輯推論、批判思考，與藝術作品重視豐富的情感或具體的意象，兩者同樣都試圖在現實世界之上，描繪一個超越現實環境。

研究發現，相較於知識性教材，以藝術性的媒材作為人文教育的素材，特別能激發學生的共鳴。從訪問長輩流行音樂作業的反思作品中，發現學生的筆觸非常感性而柔軟，含有大量的感情，瀰漫家人、親人間的愛。字裡行間，令人感受到其中真摯的感情。

二　越過山丘的生命旋律共感

課程開始時，希望培養學生能理解家人，看清自己所處社會的歷

史或曾有的面貌。我們製作了李宗盛的〈山丘〉，以其為引言、暖身，一起聆聽欣賞優美的旋律，引導學生看見一首歌，及精鍊雋永的歌詞，如何跟一位父親的生命（成長過程）交織。繼之，讓學生輪流播放並分享自己最喜歡的歌曲，並說說這首曲子感動自己的是什麼，是否也呼應自己成長過程中某一段日子。

課程進行的流程如下：

欣賞動畫與音樂　→　閱讀歌詞　→　回應歌詞—找出有感的詞　→　故事分享　→　我的歌我的故事

課程中發現在這樣偏向藝術性的，融入音樂元素於護理人文的課程中，學生是頗為享受的。透過學生的經驗分享與課程回饋，筆者認為音符裡的故事有以下的現象，包括生命旋律的共感。

三 音符裡的故事

流行音樂對大眾生活具有不可或缺的角色，對年輕人尤其具有吸引力。歌曲具有再製、重播、共享的特性。由於美感經驗的同一性，聆聽者雖然無法回到言說者生活的時空，卻能創造並享有彼此的共感經驗。藉由在同一時空中，專注地共享自己所喜愛的音樂，得到一個被注意與認同的機會。筆者將音樂感動的要素分為旋律與歌詞兩部分來討論：

（一）悠揚的旋律

多是悠揚的慢歌，但是也有快歌，甚至搖滾風。中文歌為主，但是也有外文歌，包括英文、日文及韓文歌曲。同學喜愛的曲風具多樣化。雖然有一些同學，表示沒有特別喜愛的歌（尤其是男同學），但是也能深刻投入小組討論，也好奇同學喜歡的歌曲是什麼？為什麼喜愛那首歌。

（二）歌詞共鳴

五月天〈你不是真正的快樂〉得到最多共鳴。全組討論非常投入熱烈，介紹這首歌的同學也是眼眶含淚、語帶哽咽，大家都一直安慰她「不要哭、不要哭」，還拍拍她。歌詞闡釋孤單、人我間的距離、失落的深沉的感受，以及難以說明的痛。

四　生命旋律的共感 —— 自我生命的映照

時代背景無法重現，時間與社會不斷向前推移，生活經驗塑造出不同的價值觀。世代間差距的存在實乃必然。願意去傾聽、嘗試理解，就是一個良善的開端。言說者與聆聽者之間，也許無法達到百分百的理解，但在嘗試理解的企圖中，就是關懷。關懷的表現（或是元素）就是嘗試去理解他者，而嘗試理解的行動中，自然地衍生出尊重的態度。而且不管多少程度的理解，都可以產生不同狀態的共鳴。就

像每人挑的歌曲都不盡相同，歌曲引發說者與聽者的情感共鳴，但共鳴的點各有不同，可能是整首歌整體的美感、旋律、歌詞的意境、演唱者的詮釋等等。此外，歌曲具有再製、重播、共享的特性。由於美感經驗的同一性，聆聽者雖然無法回到言說者生活的時空，卻能創造並享有彼此的共感經驗。

五 護生的人文滋養——歌曲賞析於護理人文應用

應用歌曲賞析，提升護生的人文素養，經由旋律、歌詞的意境，與美的陶冶、生命旋律的共感，深化與他人生命的連結。

（一）美的陶冶

旋律、歌詞的意境、演唱者的詮釋、畫面的營造等等，整首歌整體的美感、美感經驗的同一性雖然無法回到言說者生活的時空，卻能創造並享有彼此的共感經驗。

（二）生命旋律的共感——深化與他人生命的連結

當學生娓娓道出個人與歌曲的過往的生命經驗連結，他們會有不同的樣態，或者坦然以對，或不好意思地推拖閃躲。但都是真情告白。敘說之時學生被觸動，這樣的觸動也引發聽（訪）者的情緒共感。當聆聽的學生被感動，就表示學生本身有能力進入他者的狀態。

在被感動的瞬間，是藉由他者（或以音樂的形式）道出了自己的心聲，看似不經意的，但卻是精準的，撩動最深刻，甚或是被遺忘但卻是能被音樂激活的感受。「高中時，升學壓力大，藉著聽歌、唱歌，可以唱一唱、吼一吼，就順理成章地把那個壓力減少一大半。」同學已經四年級了，旋律催化勾起當年高中時的共同回憶。

六　結語

能產生的深刻共感之情，是行動回應的良善開端。音樂詞曲承載著屬於長輩的回憶與感情，是生命的濃縮與象徵。歌聲載著言說者，一同抵達生命中最遙遠的地方，記憶所繫之處……。透過聽覺藝術的氛圍，超越言說或是談話形式中各自推理的想像的孤單，一首優美撫慰人心的歌曲，大大促進同學間的理解與同在。

第十三章

以敘事書寫融入產科護理課程之人文反思

吳淑美、葉美玉

一 前言

「生活中隨時都可說故事,透過聽別人的故事也會產生難以置信的力量。」故事讓我們看到人的不同層面,它帶有深度與色彩的內涵,即使是身邊擦肩而過的人、甚至每一天,都有故事可言,這些故事總有會讓人有驚喜之處;生活中的故事有其力量,讓人反思其中、達到安慰或從中學習與分享(Hutchinson, 2006)。故事就是敘事(narrative)的核心(曾肇文,2005)。

敘事醫學(narrative medicine)以聆聽故事方式,透過閱讀與書寫培養同理心,讓醫療人員更能以病人的角度去體會疾病的經驗(黃琮芸、王俐晴、何明蓉,2010)。由疾病敘事與書寫,透過閱讀、書寫等,在生命故事的字裡行間,增進學生對病人的了解、同理,啟發學習動機與涵養醫學人文,重新把人帶回醫療的學習脈絡;透過敘事,亦可反思在當今科技醫療儀器與數據的時代下,強調疾病

診斷、治療等標準或規範，而逐漸失去人性化的醫療照護，欠缺對疾病歷程、社會與文化面的整體視野，只能明察秋毫，不見輿薪（劉介修、柯文生、林奕萱、張維怡，2003）。因此，敘事書寫對於說故事、聽故事或寫故事的人，可達到彼此對話，對生命故事產生連結與同理關懷。透過敘事書寫，醫護人員可以想像與體會疾病經驗（黃琮芸、王俐晴、何明蓉，2010）。敘事醫學將病人故事融入醫療照護過程，有助於醫療人員對疾病、病人有更深入察覺、理解、同理與同感（劉競明，2011）。

反思學習（reflective learning）有助於專業發展，亦有利個人內在對話及社會脈絡的論述，相對於健康照護情境，有如動態的社會脈絡，反思學習提供探索動態社會脈絡的機會，是心理評估的工具。因此，藉由反思學習的經驗歷程，培養護理人員的能力及責任（Phillips, Fawns, & Hayes, 2002）。反思學習有別於傳統教學，提供學習者主動表達與深度自我探索及思考，有助於省思自我與生命經驗，了解自身角色與對他人的影響，進而啓發關懷的態度（蔣欣欣、許樹珍、曾雯琦、余玉眉，2011）。

Bengtsson及Carlson（2015）指出，臨床實務要成為有效的學習環境，促進護理人員正向學習經驗，除溝通技巧、批判性思考等教育課程外，尚需包括反思的教學策略。敘述或敘事（narrative）有助於個人了解經驗及重塑經驗的意義，是個人思考生命經驗的方法，在敘述故事也在塑造時空感與相關人物，可達到自我察覺與改變，及對

周遭環境、人事物察覺的敏感度，提供共在的情境，透過學習者小團體的互動，達到共同成長的學習策略（洪慧真、洪志成，2009）。敘事等同於說故事，故事是來自時間順序與因果關係排列的事件，有衝突、解決問題、事件結果或想像性情節的訴說，在社會文化脈絡中，無論是溝通、回憶或做計畫等，對於事件的描述、行為或感覺都在陳述故事；敘說可以讓學習者自我察覺及自我意義探索，可促進教師與學習者的關係，對於聆聽者及參與者亦有所收穫，是自我發現的歷程（曾肇文，2006）。

本文以臨床真實案例之敘事書寫文本當教材，融入產科護理課程教學，應用反思及述說護病溝通中生命故事書寫的機會，使護理學生反觀自身，並能探索病人在護病溝通的角色與處境，具備「以病人為中心」？傳遞護理人文素養的內涵，營造以病人為中心的關懷照護，提升臨床護理學生人文素養的涵養、情意反思與成長。

貳 敘事書寫文本教材

敘事可用於各種課程，例如介紹一個單元或協助解釋一個概念，它可允許教師於教學中穿插引導，同時可激發質問與對談，增加學習的趣味性及深度，有別於傳統課室教學（曾肇文，2005）。本教材以教師帶領產科實習的真實案例，與學生共同照護某一孕婦的經驗歷程，在彼此互動、對談及提供護理照護等過程中書寫的生命故事。透

過文字書寫重現生命故事，使當下發生的事件經由敘事書寫再經驗與再理解，敘說文本可理解個案的故事樣貌、進入護理情境的脈絡，了解個案受苦經驗（周建志，2016），與他人產生連結及賦予意義性，對敘事者及聽故事者皆是反思與成長學習。文本題目為〈老天爺啊，請給我力量〉。

三 老天爺啊！請給我力量

「老師，妳可不可以幫我裝機器？」原本我已離開嬰兒室，往茶水間方向走去，背後傳來急促的求救聲，當我轉身看到學生從產房門口跑出來，快速衝向我，拉著我往產房走去。她的口吻有點急：「老師，快啦！學姐叫我幫一個媽媽裝機器，可是我今天是第一天在產房，我不太會裝機器，老師妳可不可以再教我？」心想，啊！五臟廟就暫緩祭拜吧！我也不忍心說：「同學，妳難道不知道吃飯皇帝大嗎？先讓我吃飯吧……」看她一副著急樣，還是處理事情優先吧！我問：「是要來待產的嗎？」我們邊走邊談話，同學說：「對！」

這裡是某醫學中心3樓婦產科區域，我正帶領一群五專四年級學生進行產科護理學實習。在這兒，一個老師要同時兼顧3個單位（位居3樓，是屬於獨特的區域，一進控制門，產房、產後病房與嬰兒室隨即映入眼簾，3單位皆有共通的走道）。我每天把10位學生，分3組外放到各單位實習，我得像女超人一樣，在這3個單位飛來飛去，

不是看著產後病房的實習同學們，發給產婦藥物、身體檢查、衛教指導、寫護理紀錄；就是到產房評估待產婦產程進展情形，或到產婦要生產時，我得全心全力在旁引導學生，如何教導待產婦用腹部力量推擠出小孩；接著小孩呱呱落地，引導學生做新生兒處理，一切處理妥當後，得把新生兒送到嬰兒室報到。此時我呢？沒閒著，又得快速進到嬰兒室，穿好隔離衣，戴帽子及戴好手套，帶著同學幫新生兒洗第一次的澡，還有後續的身體評估要執行，這並非幾分鐘就可解決的事情，事後我總是腰快撐不起來，肌肉僵硬疲憊不堪。

所以，是能力不好？還是時間都被分割了？我總是沒時間吃中飯，一切還是以學生為主，畢竟是臨床實習，總是戰戰兢兢，不能砸掉「長庚」的招牌。正當我想利用空檔時間到茶水間吃飯時，學生的這一陣叫喚聲，讓我還是忍著饑餓，跟她去到產房區。

一位身材嬌小、面目清秀的長髮孕婦（化名：小瑜）躺在待產床上，兩邊護欄拉起，半坐臥的姿勢身上蓋著粉紅色薄被，胎心監測器儀器擺在床邊未動過的樣子，整個產房區目前只有她一人躺著，不見家屬蹤影。我心想家屬可能到住院處辦理住院手續吧！小瑜看著我，輕輕微笑著。我忍著饑腸轆轆，慣例地跟小瑜說：「妳好，我是這學生的老師，來！我幫妳裝一下機器。」很熟練地用手掌的觸感，找到測量子宮跟胎心音的位置，接著傳導器一一擺上後，機器傳來陣陣萬馬奔騰的聲音，快速有節奏感的心臟跳動，這是很熟悉的胎兒心跳，強而有力，像雷德斯基進行曲般演奏著快節奏的旋律，一旦聽到這旋

律即可感受那生命悸動的奧妙。

我習慣性的詢問：「這是妳寶寶心跳聲音喔！妳聽，很有規律，現在心跳是140幾（正常是120次／分到160次／分），很正常的心跳，小瑜妳聽起來覺得怎樣？（我以前這樣詢問，孕婦總是開心又驚訝的表情，直說著高興之類的話，況且我也累了，飢餓帶來的無力感正爬滿身，想趕緊結束這件事。）我等著她的回答，但沉默幾秒後，小瑜眼眶紅了，眼裡有點淚光閃閃，她不疾不徐拉長聲音說：「嗯！很……感……動……。」隨即看她噙住淚忍著難過，我一時語塞，學生狐疑望著我，我心想：「糟糕，我說錯話嗎？」趕緊改口說：「對不起，是不是我說錯話了？」小瑜搖搖頭，手擦著淚哽咽地說：「沒有，只是心裡很感動，也很難過。」我無語地等著她再說下去。她說：「老師，妳知道嗎？我是來做終止妊娠的。」話一說完，我頓時心頭一震心跳加速，提起精神，心中不由吶喊著：「天啊！我怎麼犯了這麼大的錯，做終止妊娠是不能裝上胎兒心跳的。」我只好誠實及羞赧的回應：「不好意思，我以為妳是要來生產，妳的肚子看起來讓我以為是足月了，那我先把這機器再拆掉。」小瑜用手抵擋我要拆卸的動作說：「沒關係，就這樣，我也想聽，因為以後沒機會了。」這句話觸動我心，好深奧的話，然而此時我內心充滿自責，一邊咒罵自己的無知。

在我小心詢問下，小瑜述說她的經歷，原本是懷第二胎，因選擇離住家近的醫院做產前檢查，一切都那麼平順，但就在第五個月做超

音波時，醫生告訴她所懷的第二胎是無腦兒，再三確認證實無誤，當時醫生建議小瑜趕緊回家跟先生商量，隔天入院催生，用自然生產方式催生做終止妊娠，因為小孩即使懷胎10月生下還是很快會死亡。小瑜反駁說可以感受到胎動，他是活生生的生命，怎麼可能生下就死亡，但醫生以專業解釋，這時胎兒在母體中因有母親提供的血流及養分滋養，不礙事，一旦生下後就無法存活在子宮外的環境，很快就夭折也無意義，因為他原本就是畸形兒，腦部發育不完整，是無法生存的。小瑜也告訴我，當下她心頭閃過一念，憑直覺問醫生若真的催生，可否以剖腹生產方式，醫生卻直截了當表示：「沒有剖腹生產的條件，哪來需要開刀，還是以自然生產較適合，不需要憑白無故挨一刀，划不來。」就在醫生的專業建議下，小瑜含著淚離開醫院。接著瘋狂地到各家醫院看診，想駁回醫生的說法，但是3家醫院的答案都一樣。

聽完小瑜的經歷後，我也不知該如何安慰她，因為無腦兒，對我而言只在課本上讀過、在圖片上看過，我沒有親自照顧過此類產婦的經驗，此時此刻話要怎麼說才能恰當？我不知道，還是等她再多告訴我一些事。小瑜也有默契地再說下去，突然她停頓幾秒後問我：「老師，妳會不會覺得我很沒知識？」，我慣例地回應這樣的話語：「怎麼說？」「因為我曾問過醫生為什麼，我這胎懷的是無腦兒，上一胎很正常啊！醫生告訴我說原因不清楚，有很多因素，但是也有可能是葉酸缺乏造成的。我就問醫生那我現在吃葉酸來得及嗎？結果醫生告

訴我，不要那麼沒知識，無腦兒是有很多原因的，現在吃也來不及了。」小瑜看著我又說：「老師，妳知道嗎？這段期間我都在家吃高劑量葉酸，但是我都不出門，把自己關在家裡。」

小瑜再問一次：「老師，妳會不會覺得我很沒知識？」我被問倒了。我要怎麼回答呢？這真是極難回答的問題，話要怎麼說才能貼近對方的心坎裡？身為一位老師答話總要有個高度吧！聽懂病人在說什麼，要經過大腦思索，要動腦子，所以話不是隨意回答，這也是我的護理啟蒙老師一直告誡的問題，要當一位用腦子的護士，時空同步下如何懂病人話語與肢體語言，要進入病人的內心，站在他們的立場看事情、思索問題，當下的意境與互動是最重要的，病人是用腦子在運作、思考與提問題，護理人員也需同樣用腦用心去回應。我心裡又再度吶喊，我望著我學生的表情，還是狐疑無辜樣，她也等著做老師的我回答。我真的不會回答，第一次遇到這樣的情境，我不知該說什麼才是恰當的話，每每我在實習中遇到難處時，心裡總是呼喊著：「老天爺啊！請給我力量與智慧……」

我的呼喚似乎上達天聽了，幾秒後我靈光一閃，有個靈感指引我，我知道我該如何回應她了。我看著她說：「我並不認為妳沒知識，身為一位媽媽的立場，我想（看著她，停頓幾妙），妳是在一等－待－奇－蹟－吧！（我放慢口氣緩慢地說出）」話一說完，她瞪大眼睛盯著我，久久不語，瞬間又大聲哭泣起來，手掌捂著臉說：「老師，妳說對了，妳真了解我！我是在等待一個奇蹟，我想要我孩

子的腦長回來，我真的這樣期望，小孩的腦可不可以長回來，我不是沒有知識，我只是想試試看，說不定有希望，有奇蹟，我只是要他的腦可以長回來啊！」她泣不成聲，我心頭酸鼻頭也酸，學生這時靜靜在旁陪伴，眼淚也掛在眼眶上打轉著。

小瑜說：「因為我不想再看醫生了，他們說的都一樣，我就請我先生去藥房，買高劑量葉酸給我吃，一吃完再買，所以我整整吃了3個月的葉酸，這3個月我也不再去看醫生。」我知道葉酸缺乏會導致胎兒神經管缺陷（無腦兒及脊柱裂），心裡這樣想著。我此時想了解為何小瑜會到這家醫院來，她平靜地說：「因為我現在也8個月了，吃了3個月的葉酸，我想看看小孩的腦是不是長回來了？但若真長不回來要終止妊娠拖太久也不好，所以想說萬一真的是最壞打算，也要找個可以依照我的要求讓我用剖腹生產生下他的好醫生，所以我是人家介紹才來的，聽說石醫師人很好，很和氣，對產婦很細心，所以我才選擇這家醫院。」我好奇而平靜地問：「想要用剖腹產的方式，妳的考慮是什麼？」小瑜無奈地說：「如果這小孩一生下來會死，我不要它在我清醒時就在我面前死掉，那我會承受不住，我是媽媽呀！（她哽咽，微微哭泣著），無法承受自己懷胎的小孩就在妳面前死了，那比殺我還痛苦，我不要這樣的分離，心會很痛的。所以我才希望可以用全身麻醉的方式終止妊娠，這樣我比較好過，我才過得去啊！」

我話接不下去了，很想就這樣衝出去讓自己也大哭一場，但是理

性告訴我，要撐下去幫忙處理這件事，我腳步釘住並回應：「妳覺得這樣方式最適合妳……（小瑜點點頭），如果沒跟孩子見一面說再見，會不會後悔？」小瑜：「我有想過這個問題，我想我在人清醒時面對小孩的死，我真的會難受，挺不住，我想讓我麻醉不去經歷這段傷痛，我才能熬過去。」所以，對於死胎或畸形兒所提供的悲慟關懷服務（提供單獨環境，讓父母與孩子道別說再見，他們可彼此擁抱抒發情緒，院方會幫小孩做些清理，包上溫馨的包布並露出臉蛋為其拍照及蓋小腳印，並製成卡片送給父母留做紀念），並不適用在小瑜身上。我也想了解這3個月的日子，她如何跟胎兒互動或是做最壞的準備。

　　「這3個月的時間，我每天都跟他說話，告訴他要快快把腦子長回來喔，我也常摸著肚子感受他的活力，因為他會踢、會動……但是，我也擔心腦子長不回來，一定會面臨生離死別。所以，我也跟他說，不管怎樣，我都很謝謝這段時間有你，媽媽愛你，真的愛你，以後有機會再來做我的小孩，類似這樣的話。」小瑜語氣平靜地說著。這是一位內心受苦與煎熬的母親，好漫長的3個月等待，那是期待與失望之間的拉扯。我想小瑜提到的剖腹生產方式，應該是最經過內心掙扎與思考，沒有所謂正不正確的決策，而是應提問「這樣的決定，對當事者而言是否合適？」

　　「這段經歷跟實際的想法，妳有清楚告訴主治醫師跟護士嗎？」小瑜搖頭。於是我告訴小瑜，並徵求她同意後，透過我先跟護士說這

件事，當我跟學生到護理站找護士陳述這段故事時，護士很驚訝不清楚事件來龍去脈，只知道她要做終止妊娠及想要求剖腹生產。經過討論，也再請主治醫師來面談，主治醫師同意剖腹生產，以半身麻醉方式執行再以靜脈注射方式輔助，讓小瑜睡覺，以使麻醉藥副作用影響母體最小。

這件事圓滿讓小瑜達成心願，隔天早上她就要執行剖腹生產了。整個事件對我也著實上了一課，什麼叫作「以病人為中心的護理」，什麼叫作「心理支持」，這些冠冕堂皇的名詞，其實是需要真正實踐的。護理是什麼？除了身體的照顧之外，還要能與病人的內心產生共鳴！

後記

敘事文本應用於104學年度上學期護理系四技三年級某一個班級學生（共計51人），於產科護理學的妊娠期護理單元之妊娠期營養為媒介，講課內容帶入臨床個案的生命故事。在單元內容中，講解孕前或懷孕前12週補充葉酸的重要性，例如當葉酸缺乏時，可能導致胎兒產生神經管缺陷的問題，尤其婦女營養不良時易產生葉酸缺乏。經由老師在臨床上的真實照護案例，結合此單元內容，於單元課程講解後導讀此文本。

依曾肇文（2005）敘事課程研究的參考模式，本次以敘事文本

融入教學中，教師的策略為：1.確認重要性，例如此文本的主題的重要性，對學生的情意上產生的意義或魅力；2.尋找二元對立，例如「同理心／人文關懷」與「忽略」，這兩種有力的對照可搭配主題。3.將內容組織成故事的形式，依教師在臨床實務教學之照護個案經驗，離開現場事後書寫，以回憶方式描述與個案生命故事互動，觀察舉手投足間細膩的語言、非語言等情境描述，可供敘事者或他人再次閱讀與思索，能與故事產生意義的連結，完成敘事教學的故事形式（余玉眉、蔣欣欣，2017；Ironside, 2015）。4.評鑑主題是否被了解，例如透過回饋單書寫，教師了解人文關懷的主題是否讓學生產生情意的連結。

教師於課堂中，透過故事描述與觀察學生反應，當下捕捉到多數學生細微的表情，例如動容的神情、低頭沉思、眼眶微紅或沉默不語等。有位學生的回饋：「原來抉擇是如此天人交戰的煎熬」，也有學生反應真的要好好聽懂個案的心聲，甚至有學生認為當下也許會直覺反應說：「告訴她不要想太多，或許個案的需求就被隱藏了。」

課後，依學生的自由意願上教學平臺書寫回饋單，主題是：「由實習經驗的生命故事敘說，無腦兒的真實案例分享搭配孕期營養課程，由這個案例中，你感受到什麼？」。共有21位學生回饋，從回應內容中看見學生的反思與心情感受，故事與他們產生意義的連結與關係，整理之內容如下：

理解他人的處境

　　多數學生提及感受母愛的偉大，理解個案的處境與抉擇，母親要努力嘗試可否挽回局面或改變事實，雖然事與願違，但他們能易位思考及同理面臨懷有缺陷兒母親的心情及選擇，例如某位學生提到：「或許我從未站在個案立場試想過，只是單憑科學依據、醫療最佳的方式做最低層次的建議，每個生命都是難能可貴的，這位母親所等待的是一個奇蹟，聽完後有種難以言喻的感動。」。

　　摘自某位學生的回饋如下：

　　小孩能從肚子裡平安健康的出生，是每位媽媽最大的願望。看著小孩一天一天地在肚子裡長大努力吸取營養和活動著，媽媽的感受是比其他人還要明顯的，但是當這個孩子被醫生檢查出是無腦兒時，媽媽的打擊一定也比其他人還大，因爲她的孩子心臟還強而有力的跳著，只是大腦沒有辦法長出來，就要利用引產的方式來結束這條小生命。在老師分享的故事中，那位媽媽去了好多家醫院，都被醫師檢查出自己確定懷了無腦兒時，她吃了很多葉酸，就是希望自己的小孩的腦能慢慢的長出來，我想這就是媽媽吧！雖然知道結果可能還是一樣，但是爲了小孩還是不顧一切的去嘗試不放棄任何希望，也或許她就是在「等待一個奇蹟吧」。如果是自己懷的寶寶是無腦兒，我想我還是會選擇終止妊娠，雖然有再多的不捨及難過，但是爲了寶寶好還是會這樣做。

　　如果自己是照顧那位媽媽的護生，當下可能也沒辦法不知道該如何回答媽媽的問題，沒有對或錯，因為是媽媽，媽媽總會為了孩子不顧一切，只希望自己的孩子能健康，這也是母愛偉大的地方吧。如果未來實習遇到類似的問題，在回答方面如何有技巧性地去回答，這也是我們必須學習的一門功課。（回應者3）

溝通是藝術

　　學生的回饋中，省思到溝通的重要性，答話是一門藝術，亦思索未來實習遇到類似的問題，要如何拿捏及有技巧地回答，更是一門需要學習的功課。當我在分享故事文本後，反問學生：「個案問我的這個問題——『老師你覺得我很沒知識嗎？』若是你是我，你會如何回答？」。

　　此文本也激發學生思索，如何與當事者互動及談話，雖然課堂上學生沒有太多回應我的提問，卻見到回饋單中幾位學生回答我的問題，內容如下：

　　我應該會說這不是沒知識，每個小孩健康出生都是媽媽的期待，小孩異於常人並不是妳的錯，妳只是想為小孩多做一些媽媽該做的本分而已。（回應者5）

如果當下的那個護生是我，我想我也會泣不成聲的，覺得很難過，但同時又想給予點什麼安慰，但就像老師說的，怕說錯一句話，可能就會導致產婦更加的難過，不過我想我還是會想努力的告訴她：「身為母親的妳，已經盡了妳所有的力量去保護孩子了，孩子知道妳這麼的愛他，他也會很高興的。雖然奇蹟很難得，但是也希望妳給自己機會，一個讓孩子再次回到妳身邊的機會，所以妳一定要重新振作起來。」（回應者12）

文本故事深深烙印在學生的思維裡，激發學生省思何謂「好的溝通」或是「好的護病關係」？除了專業知能外，護理人員應有一顆柔軟心，當下的場域應與個案彼此產生共振、共鳴，你懂我的心，我懂你的苦，了解個案的處境、主題與背景因素等，建構出故事的生命脈絡，及影響個案的決定及行為。余尚儒（2012）提及對於習慣數字及病徵的醫療人員，要有一定的專注力著實不易，不二法門是需要全神貫注與懂得傾聽，才能察顏觀色，了解當事者要傳遞的訊息。

同理心對待

藉此文本拋磚引玉，以當下對婦女的專注傾聽、文字展現故事樣貌，讓學生與故事有情感連結，對婦女的生命故事有深刻理解。如同Charon所言，每個人的腦部裡，都有一個故事接受器（story receptor），應該要多刺激這接受器，讓它的敏感度提升（賴其萬，2010），增加對個案的認識、理解生命中的事件脈絡，謙虛爲懷理解他人的痛苦，傳遞護理人文素養的內涵，營造以個案爲中心的關懷照護。學生的回饋中，幾乎皆呼應到同理心的展現，懂得站在別人的角度看事情的樣貌。有位學生（回應者2）提到：「有時候我們看到一件事不應該只看到事情的表面，而應該想想他做這件事的動機跟目的，學習更同理他人。」另有學生回應如下：

我國中的時候，班上有位行動有缺陷的同學，那時候不懂得要幫助關心同學，曾經看到同學去欺負那位同學，因爲害怕不敢制止，結果隔壁班老師衝出來，把我們班同學全部都罵了，她說：「你們不怕報應嗎？你們都是父母親疼愛的小孩，她也是！」回家後我跟媽媽說：「如果我懷上這種小孩，我一定會拿掉，我不希望長大被別人這樣欺負。」媽媽那時只說：「那是因爲你還沒當過媽媽。」現在我可以理解媽媽說的意思了，那是因爲我們都沒同理心去看待這件事，直覺認爲有缺陷的小孩，不該生下來，每個寶寶都是爸媽心中的一塊肉，要拿掉是多麼不容易的事……（回應者16）

或許對學生而言，要懂得說出適切的話不容易，因此學生（回應者20）回饋中提到：「……當下聽到老師的敘述，整個心情也都沉浸在那當下，自己卻覺得好像也沒有辦法做到什麼，只能陪伴這位

媽媽。」「⋯⋯未來在產科實習時，體驗之後應該會有一種特別的感覺，想要特別的去關心懷孕的母親，也可能面臨到很多很多的問題，會讓自己更進步的。」（回應者19）

　　透過文本讓真實故事展現，學生感受到個案的心情需要有人懂、有人讀得到，如此才能進一步對話與拉進距離，如同賴其萬（2010）所言跨越鴻溝的要訣是醫療人員必須投入的關懷（engaged concern），才能達到好的照護。

四　結　語

　　藉由敘事以說故事方式回顧事件，探索個案或病人生命脈絡的敏感性與特殊性議題，可分享及詮釋不為人知或微不足道的生命故事（湯麗君，2015）。過去傳統以教師為中心的教學方法，已無法滿足現今學生的學習需求及臨床實務的多樣性，改變的策略應以敘事教學法（narrative pedagogy）整合護理知識與臨床實務經驗，這足以引導未來護理教育的模式，以敘說故事為媒介，讓學生產生密切關係或連結（affiliation），以不同視野看見差異之處，或尋找不同視野中的共同點，理解病人的苦楚。教師運用敘事故事的引導方式激發學生的反思與自省能力，從中感受故事對個人產生的意義，敘事的優點亦能吸引學生注意力，在課室教學有助於看見及了解他人的經驗、處境及苦楚等外，應能有關懷與同理心的付諸行為（湯麗君，2015；

賴其萬，2010）。Charon（2005）表示，敘事書寫可應用於健康照護的環境，病人疾病或生病照顧之書寫反思文章，能讓說故事的人對疾病有更深層的理解，亦激發學習者反思學習。

　　藉此生命故事書寫，體會到護理人員與個案／病人的互動與溝通似如一幅「生命故事的編織」。病人的話，有如蠶吐絲般，一絲一縷的拋出，或許是飄散不易抓住，或許是雜亂無章，抑或渺小到不易感受到它的存在。但是，我們必須把它們好好梳理，像古代的紡紗女，抓著線團，抽絲剝繭，再轉啊轉動紡紗車，梳理好的絲編織成一條條具體的絲線，可以看清它的真實樣貌。如是我能，為病人編織，傾聽他們說的話，細觀他們的非語言行為，好好梳理一番，站在病人的立場思考問題，護理人員才能了解病人話中的含意。傾聽、不急躁、梳理、不忙亂，當一位編織病人話語的巧手，就能看見病人的生命故事。它，就在那裡。

參考文獻

余玉眉、蔣欣欣(2017)·臨床護理教育的敘事書寫——護理過程紀錄的本質·護理雜誌，*64*(1)，32-40。

余尚儒(2012)·將故事帶入社區：敘事醫學作為社區醫學教育的另一種可能·新批判，*1*，111-124。

周建志(2016)・*故事的療癒力量，敘事、隱喻、自由書寫*・臺北：心靈工坊。

洪慧眞、洪志成(2009)・靠近vs.疏離──問題導向學習教師自我敘說新的看見・*中等教育，60*(2)，48-63。

黃琮芸、王俐晴、何明蓉(2010)・敘事醫學師資培育工坊專題報導・*醫學教育，14*(4)，54-61。

曾肇文(2005)・敘事探究對敘事教學的啓示──理念與實例・*新竹教育大學學報，21*，75-109。

湯麗君(2015)・敘事教學法於護理教育的運用・*領導護理，16*(3)，18-22。

劉競明(2011)・在述說故事醫學之間──談敘事醫學與醫療照護・*醫學教育，15*(1)，60-68。

劉介修、柯文生、林奕萱、張維怡(2003)・追尋本土醫學人文教育的創造力實踐：由醫學生與病友觀點出發的疾病敘事與書寫計畫・*臺灣醫學人文期刊，4*(1)，84-107。

賴其萬(2010)・敘事醫學──跨越醫病鴻溝的要訣・*當代醫學，37*(10)，56-59。

蔣欣欣、許樹珍、曾雯琦、余玉眉(2011)・透過團體對話進行護理關懷反思學習・*醫學教育，15*(1)，10-19。

Bengtsson, M., & Carlson, E. (2015). Knowledge and skills needed to improve as preceptor: development of a continuous professional development course-a qualitative study part I. *BMC Nursing, 14*:51, 1-7.

Charon, R. (2005). Narrative medicine: attention, representation, affiliation. *Narrative, 13*(3), 261-270.

Hutchinson, L. (2006). Reflection. *Rerforming Songwriter*, 4.

Ironside, P. M. (2015). Narrative pedagogy: Transforming nursing education through

15 years of research in nursing education. *Nursing Education Perspectives, 36*(2), 83-88.

Phillips, D., Fawns, R., & Hayer, B. (2002). From personal reflection to social positioning: the development of a transformational model of professional education in midwifery. *Nursing Inquiry, 9*(4), 239-249.

國家圖書館出版品預行編目資料

護理與人文：教師發展與課程設計／葉美玉等
著. ーー初版.ーー臺北市：五南, 2017.12
　　面；　公分
ISBN 978-957-11-9516-2（平裝）
1.護理教育　2.人文教育　3.教學設計
4.文集
419.6307　　　　　　　　106023131

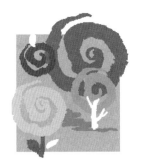

4E03

護理與人文：
教師發展與課程設計

作　　　者 ― 葉美玉（322.8）、廖珮君、呂雀芬、林慧君

　　　　　　　宋素卿、羅文賜、吳淑美、江衍良、李惠玲

發 行 人 ― 楊榮川

總 經 理 ― 楊士清

副總編輯 ― 王俐文

責任編輯 ― 金明芬

出 版 者 ― 五南圖書出版股份有限公司

地　　　址：106臺北市大安區和平東路二段339號4樓

電　　　話：(02)2705-5066　　傳　　真：(02)2706-6100

網　　　址：http://www.wunan.com.tw

電子郵件：wunan@wunan.com.tw

劃撥帳號：01068953

戶　　　名：五南圖書出版股份有限公司

法律顧問：林勝安律師事務所　林勝安律師

出版日期：2017年12月初版一刷

定　　　價：新臺幣450元